Wugu Yangsheng Jindian

五谷养生

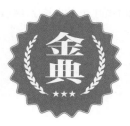

35 防病助健康
种五谷杂粮营养解密

让我们科学饮食，
吃出健康，吃出长寿

金典
★★★

U0219919

张天柱◎主编

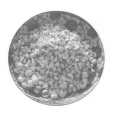 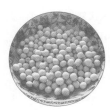 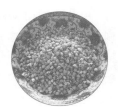

中国轻工业出版社

图书在版编目（CIP）数据

五谷养生金典 / 张天柱主编 . — 北京：中国轻工业
出版社，2019.11

ISBN 978-7-5184-2552-5

Ⅰ . ①五⋯ Ⅱ . ①张⋯ Ⅲ . ①杂粮 – 食物养生
Ⅳ . ① R247.1

中国版本图书馆 CIP 数据核字（2019）第 133850 号

责任编辑：伊双双　罗晓航　　责任终审：张乃东　　整体设计：锋尚设计
策划编辑：伊双双　　　　　　责任校对：吴大鹏　　责任监印：张　可

出版发行：中国轻工业出版社（北京东长安街6号，邮编：100740）

印　　刷：艺堂印刷（天津）有限公司

经　　销：各地新华书店

版　　次：2019年11月第1版第2次印刷

开　　本：720×1000　1/16　印张：6.25

字　　数：200千字

书　　号：ISBN 978-7-5184-2552-5　定价：42.00元

邮购电话：010-65241695

发行电话：010-85119835　传真：85113293

网　　址：http://www.chlip.com.cn

Email：club@chlip.com.cn

如发现图书残缺请与我社邮购联系调换

191181S1C102ZBW

本书编委会

主　　编：张天柱
编　　委：郝天民　杨　扬　刘鲁江　陈小文
　　　　　侯　倩　张雪松　高莉平　刘彩霞

前　言

"民以食为天"。五谷，是人类赖以生存的食物，是几千年来老百姓餐桌上不可缺少的食物，在我国人民的膳食中占有重要的地位，被当作传统的主食。

"五谷"，这一名词的最早记录见于《论语》，在此前的《诗经》《尚书》之中，只有"百谷"，而无"五谷"的提法。

关于"五谷"，古代有多种不同说法，主要有以下两种：

①指稻、黍、稷（粟）、麦、菽（大豆）。

②指麻、黍、稷、麦、菽。

如今，"五谷"指的是水稻、小麦、玉米、谷子、高粱、大豆等主要粮食作物，所说"五谷杂粮"即泛指所有粮食作物。

谷物通过加工而成为主食，为人类提供了50%～80%的热量、40%～70%的蛋白质、60%以上的维生素。

另据《本草纲目》《日用本草》《名医别录》等古代医书记载，五谷中有许多品种具有药用功效，它们除解决人类饥饱之外，还有治病、保健、养生之功效。在此基础上，现代医学对五谷的药用功效和食疗价值又有了新的研究和发现。

为了进一步普及食品科学知识，使人们更加合理地选择食品、搭配食品、加工食品，从而吃出健康、吃出长寿，本书汇集了禾谷类、豆菽类、油料类作物，分别作了简介、营养成分、药用功效、养生价值、食用方法等论述，以供读者在日常生活中参考。

由于编者水平有限，书中难免有不足之处，诚望有关专家、广大读者批评指正。

编者

2019年5月

目 录

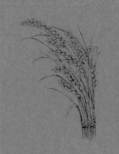

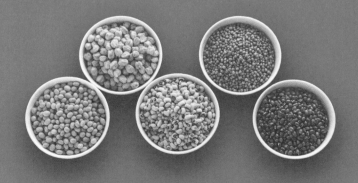

第一部分

禾谷类

玉米

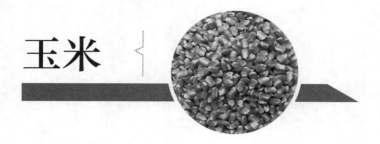

一、简介 | ⊕

玉米（*Zea mays* L.），是禾本科玉蜀黍属一年生草本作物，别名玉蜀黍、棒子、包谷、包米、包粟、玉茭、苞米、珍珠米、苞芦、大芦粟等。

玉米是全世界总产量最高的农作物，其种植面积仅次于水稻和小麦。玉米一直都被誉为长寿食品，含有丰富的蛋白质、脂肪、维生素、微量元素、膳食纤维等，具有开发高营养、高生物活性食品的巨大潜力。

玉米可以调中开胃，益肺宁心，清湿热，利肝胆，延缓衰老等。玉米在所有主食中，其营养价值和养生价值相对较高。

二、营养成分 | 📊

每100克干玉米籽实含热量820千焦，碳水化合物22.8克，蛋白质4克，脂肪1.2克，膳食纤维2.9克，钾238毫克，磷117毫克，镁32毫克，钠1.1毫克，铁1.1毫克，钙1毫克，锌0.9毫克，铜0.09毫克，硒1.63微克，维生素A

63微克，维生素B_1 0.16毫克，维生素B_2 0.11毫克，维生素C 16毫克，维生素E 0.46毫克，胡萝卜素0.34微克，维生素B_3[1] 1.8毫克。

三、药用功效 | ✔

性味： 甘，平。

归经： 入胃、膀胱经。

功效： 健脾益胃，利水渗湿。

四、养生价值 | 🔄

（1）抗衰老　玉米以其成分多样而著称。例如，玉米含有维生素A和维生素E，动物实验证明这些成分有益于抗衰老。

（2）改善便秘，改善动脉硬化　玉米含有丰富的膳食纤维，不但可以刺激胃肠蠕动，改善便秘，还可以促进胆固醇的代谢，加速肠内毒素的排出。玉米碴及玉米梗芯有良好的通便效果。取玉米碴100克，凉水浸泡半天，慢火炖烂，加入白薯块，共同煮熟，喝粥吃白薯，可缓解老年人习惯性便秘。玉米胚

---

[1]　维生素B_3，又称烟酸、尼克酸。

榨出的玉米油含有大量不饱和脂肪酸，其中亚油酸占60%，可清除血液中的胆固醇，改善动脉硬化。

（3）抗癌　玉米含有赖氨酸和微量元素硒，其抗氧化作用有益于抑制肿瘤形成。

（4）美肤护肤　玉米含有丰富的维生素B$_1$、维生素B$_2$等，能保护神经传导和胃肠，能改善脚气病、心肌炎，保持皮肤健美。

（5）利尿、降血糖降血压、促进胆汁分泌、增加血中凝血酶和加速血液凝固等。将玉米须在授粉前割下阴干存放，煎水代茶，对辅助改善肾炎、膀胱炎、胆囊炎、风湿痛、高血压和肥胖有一定益处。可用干燥玉米须50～60克，加10倍的水，文火煎开，每天分3次口服，只是效果迟缓，以经常饮用为宜。

五、食用方法 | ★★★

● 排骨玉米汤

原料：排骨500g，甜玉米1根，胡萝卜1个，马蹄1个。

做法：

（1）将排骨、甜玉米、胡萝卜、马蹄全部洗净。

（2）将甜玉米、胡萝卜切成小块，马蹄切丁。

（3）将排骨和玉米一起放入高压锅中，加水至没过排骨、玉米，盖好锅盖。

（4）大火煮至上气，转中火煮25分钟。

（5）煮好，等气全部排出，起锅盖，放盐。

（6）起大碗，放点香菜即成。

● 香烤玉米

（1）把两根玉米洗净，掰成两截。

（2）烤箱预热150℃，上下火。

（3）烤盘铺上锡纸，搭上烤架。

（4）把玉米均匀涂上花生油和蜂蜜，搭在烤架上。

（5）把烤盘放入烤箱中，180℃，10分钟。

（6）出炉。

● 奶香玉米饼

（1）玉米1根剥成玉米粒。

（2）放入料理机中加入适量水制成泥。

（3）加入适量牛奶和糖，和成面糊。

（4）平底锅刷油，将面糊倒入模具中，小火煎。

（5）至表面金黄变硬，翻至另一面，两面金黄即可出锅。

● 豌豆炒玉米

（1）准备好食材：将豌豆、胡萝卜洗净，玉米剥粒，胡萝卜、肉切粒。

（2）锅热下油下肉粒，炒香。

（3）下玉米粒和豌豆。

（4）下小半碗冰糖水，煮一小会儿。

（5）水差不多干的时候下胡萝卜。

（6）最后下食盐，翻炒均匀即可。

● 玉米发糕

（1）准备好面粉、玉米面、酵母、葡萄干、玉米油和白砂糖。

（2）酵母用温水稀释。

（3）葡萄干放水中泡5分钟至软，沥干水分。

（4）盆中加入面粉、玉米面和白砂糖。

（5）倒入稀释好的酵母。

（6）搅拌成糊状，不要太稀。

（7）加入少许葡萄干搅拌均匀。

（8）碗里均匀刷一层玉米油。

（9）将搅拌好的面糊放入碗中。

（10）发酵1小时，发至两倍大。

（11）将发酵好的面糊取出。

（12）放入葡萄干。

（13）上锅蒸30分钟，焖3~5分钟。

（14）变得很蓬松，四周用刀分离一下，倒扣出来。

附：黄玉米与白玉米的区别

（1）黄玉米维生素A含量高，而白玉米维生素A含量很少，其他成分与黄玉米相同。

（2）白玉米中的膳食纤维含量较高，具有刺激胃肠蠕动、加速粪便排泄的特性，可改善便秘、肠炎等。

（3）白玉米中含有的维生素E能促进细胞分裂、延缓衰老、降低血清胆固醇、改善皮肤病变，还能辅助减轻动脉硬化和脑功能衰退。

（4）黄玉米中除了含有碳水化合物、蛋白质、脂肪、胡萝卜素，还含有维生素B_2，对辅助减轻心脏病、癌症等疾病有益。

● 紫玉米

紫玉米（purple com）含有极高的酚类化合物（phenolic compounds）和花青素（anthocyanidins）。

花青素除了能抗氧化，还可促进血液循环并降低胆固醇。而酚类化合物可以保护细胞，抗氧化，改善心血管疾病，改善视力，提高免疫力。

经农业农村部谷物品质监督检验测试中心检测，紫玉米含有18种氨基酸，并含有人体必需的21种微量元素和多种维生素以及天然色素，特别是富含抗癌元素硒、增进智力元素锌以及铁和钙等。

高粱米

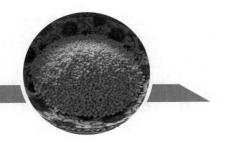

一、简介 ｜

　　高粱脱壳后即为高粱米（*Sorghum*），别名蜀黍、芦稷、荻草、荻子、芦穄、芦粟等，是我国传统的五谷之一。属于禾本科高粱属一年生草本作物，是古老的谷类作物之一。有食用及药用价值。

　　高粱的种类很多，按高粱穗的外观色泽，可以分为白高粱、红高粱、黄高粱等，按品种和性质可分为黏高粱和粳高粱。红者又称为酒高粱，主要用于酿酒；白者用于食用，性温，味甘涩。高粱按性状及用途可分为食用高粱、糖用高粱、帚用高粱。高粱是酿酒、制醋、提取淀粉、加工饴糖的原料。

　　历史上高粱米曾是东北城乡人民的主要粮食之一，可以做米饭，也可磨粉和制作各种面食。

二、营养成分 ｜

　　每100克高粱米含热量1469千焦，碳水化合物70克，蛋白质10克，脂肪3克，膳食纤维4克，钾281毫克，磷329毫克，镁129毫克，钠6毫克，铁6毫克，钙22毫克，锌2毫克，铜1毫克，锰1毫克，硒3微克，维生素E 2毫克，胡萝卜素2微克，维生素A（视黄醇当量）10微克，维生素B_3 2毫克。

三、药用功效 ｜✔

　　性味：甘涩，温，无毒。

　　归经：入脾、胃、肺经。

　　功效：

　　《本草纲目》：温中，涩肠胃，止霍乱。黏者与黍米功同。

　　《四川中药志》：益中，利气，止泄，去客风顽痹。治霍乱，下痢及湿热小便不利。

四、养生价值 ｜

　　现代医学认为，高粱味甘、涩，性温、入脾、胃、肺经，能和胃、消积、温中、涩肠胃；有益于脾虚湿困、消化不良及湿热下痢、小便不利等。高粱还可以补中益气，改善神疲无力、胃疼泛酸等。

　　（1）补中益气、健脾和胃　高粱米自古就有"五谷之精，百谷之长"的美誉。据《本草纲目》记载，高粱米性味平、微寒，具有凉血、解毒之功，因此特别适合夏季食用。此外，还能补中益气、健脾和胃、除烦止渴。

　　（2）促消化　经常吃高粱黑豆大

枣饭可以促消化。有消化不良、体质较弱、压力大、精神紧张等"亚健康"表现的中青年人，可以经常吃高粱黑豆大枣饭。

（3）降血糖　高粱中含有较多的膳食纤维，能改善糖耐量、降低胆固醇、促进肠蠕动、防止便秘，对降低血糖十分有利，对于需要控糖、降糖的人来说，高粱米是难得的健康粗粮。

（4）健肠胃　幼儿吃高粱炒面可以健肠胃。中医认为，高粱能温中健脾、巩固肠胃、改善吐泻。如果幼儿肠胃功能不佳或者出现腹泻、积食的表现时，可以用高粱面在文火上干炒，炒熟后加入适量的白糖做成炒面。然后把炒面加水和成糊状，喂幼儿食用。

五、食用方法 | ★★★

● **高粱米红枣粥**

（1）高粱米质地比较硬，所以最好提前浸泡2个小时以上。

（2）把浸泡过的高粱米放在锅里加水加热，水沸后关小火煮。

（3）每隔10分钟左右用筷子搅动一次，当高粱粥开始变得黏稠，把红枣洗净去核后放入锅中。

（4）再煮4～5分钟，出锅倒入碗中即可。

● **高粱米红豆饭**

（1）提前把高粱米泡好，红豆也泡一下。

（2）红豆放入电饭锅内煮。

（3）待红豆八成熟的时候放入事先准备好的高粱米，再加点水。

（4）等待电饭锅开关跳起即成。

● **高粱米糕**

原料：高粱米600克，红豆沙300克，白砂糖150克。

做法：

（1）将高粱米洗净，倒入适量清水，放入笼内蒸熟，备用。

（2）取2只瓷盘，取一半高粱米放入盘内铺平，用手压成2～3厘米厚的片，剩下的高粱米放入另一盘内压好。

（3）将压好的高粱米扣在案板上，用刀抹平，再铺上厚薄均匀的豆沙馅，然后将另一半高粱米扣在豆沙馅上，再用刀抹平，食用时用刀切成菱形块，放入盘内，撒上糖，即可食用。

小米

一、简介 ⊕

小米，原名粟 [*Setaria italica* (L.) *Beauv. var. germanica* (Mill.) *Schrad*]，别名粱、狗尾草、黄粟、粟米，禾本科狗尾草属一年生草本作物。小米的营养价值很高，含丰富的蛋白质、脂肪和维生素，它不仅可供食用，还可入药，具有清热、滋阴、补脾肾、和肠胃、利小便、治水泻等功效，又可酿酒。小米是中国古代的五谷之一，也是北方人喜爱的主要粮食之一。小米分为粳性小米、糯性小米和混合小米。其茎叶又是牲畜的优等饲料，它含粗蛋白质5%～7%，超过一般牧草的含量1.5～2倍，而且纤维素少，质地较柔软，为骡、马所喜食；其谷糠又是猪、鸡的良好饲料。

小米的品种很多，按米粒的性质可分为糯性小米和粳性小米两类；按谷壳的颜色可分为黄色、白色、褐色等多种，其中红色、灰色者多为糯性，白色、黄色、褐色、青色者多为粳性。

二、营养成分

每100克干品含热量1344千焦，碳水化合物76.7克，蛋白质8.8克，脂肪1.2克，膳食纤维8.0克，钾223毫克，磷436毫克，镁80毫克，钠5.2毫克，铁2.4毫克，钙3毫克，锌2.31毫克，锰1.08毫克，铜13.66毫克，维生素E 1.28毫克，维生素B_1[①]0.37毫克，维生素B_2[②] 0.02毫克，维生素B_3 1.60毫克。

三、药用功效 ✔

性味： 甘，咸，凉。

归经： 专入肾，兼入脾、胃（《本草求真》）；入手足太阴、少阴经（《本草撮要》）。

功效： 健脾和胃，补益虚损，和中益肾，清热解毒。用于改善脾胃虚热、反胃呕吐、消渴、泄泻等。并且，小米含有多种对性有益的功能因子，能壮阳、滋阴、优生。

《**本草纲目**》：治反胃热痢，煮粥

---

① 维生素 B_1，又称硫胺素。
② 维生素 B_2，又称核黄素。

食，益丹田，补虚损，开肠胃。

《名医别录》：主养肾气，去胃脾中热，益气。

《滇南本草》：主滋阴，养肾气，健脾胃，暖中。

《日用本草》：和中益气。

《健康与养生》：小米中含有类雌激素物质，能够保护皮肤、延缓衰老。

四、养生价值 | ↯

（1）小米中所含的类雌激素物质，能滋阴养血，使产妇虚寒的体质得到调养，帮助恢复体力。

（2）小米中所含的锌，是维护性腺健康的微量元素，使性器官和第二性征发育健全；使男性勃起坚硬、精子数量正常、前列腺不致肿大；使女性月经和性欲正常；使胎儿发育健全，不致畸，生长正常。

（3）小米中所含的硒，有利于谷胱甘肽的生成，而谷胱甘肽能改善性功能。

（4）小米中所含的铜，是维护生殖健康所必需的微量元素。铜能维持正常的生殖功能和生长发育，孕妇摄入足够量的铜，能避免早产。

（5）小米能减轻皱纹、色斑、色素沉着。

五、食用方法 | ★★★

● 二米粥

原料：小米15克，大米50～100克。

做法：小米、大米同煮粥。空腹食用。

功效：补血养心。适宜于脾胃虚

弱、身体消瘦者食用。

● 小米蒸排骨

原料：

排骨200克，红心红薯1个约200克，小米半杯。

调料：料酒1大匙，生抽1大匙，糖1茶匙，盐1茶匙，姜蒜粉1茶匙，蒜末1茶匙，姜末1茶匙。

做法：

（1）小米淘洗干净，加适量的水浸泡20分钟。

（2）排骨洗净，切小块，加入调味料腌制20分钟。

（3）浸泡好的小米沥干水分，加入1茶匙盐、1茶匙姜蒜粉，拌匀。

（4）将腌制好的排骨加入小米中拌匀。

（5）红薯去皮切小块，放入蒸碗内垫底，表面铺上排骨，移入蒸锅，蒸30分钟即可。

● 小米鸡蛋粥

原料：小米50克，鸡蛋1个。

做法：先以小米煮粥，取汁，再打入鸡蛋，稍煮。

功效：养心安神。用于心血不足、烦躁失眠。

● 小米红糖粥

原料：小米45克，红糖适量。

做法：煮粥如常法，加糖适量。

功效：能开肠胃，补虚损，益丹田，可用于气血亏损、体质虚弱、胃肠欠佳者进补，适于产妇乳少、产后虚损而引起的乏力倦怠、饮食不香，可作早餐食用。冬春季小米粥更适于产妇。

● 小米南瓜粥

原料：小米100克，水10杯左右，南瓜1千克，冰糖或蜂蜜少许。

做法：小米洗净，南瓜去皮剔瓤，切成1.5厘米左右的丁状或片状，放入水内，煲约30分钟，稍焖片刻，加入冰糖或蜂蜜即可。

功效：南瓜能刺激胰岛B细胞，产生胰岛素，辅助改善糖尿病。单用小米熬成的粥偏稀，与南瓜熬刚好中和了南瓜久熬后的黏稠，熬出的粥色泽金黄，喝起来甘香清润，可以解热降暑。

附：验方

镇静安眠：小米200克，山萸肉30克，煮粥服用7天。

消食、解肚胀：将小米、鸡内金一起做粥，连喝3顿。

补元气：每天喝小米绿豆粥，小米补元气，绿豆解毒清火。

养胃：小米200克，生姜6片，煮粥，有养胃功效。

绿小米

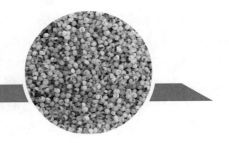

一、简介

绿小米 [*Setaria italica*（L.）*Beauv. Var. germanica*（Mill.）*Schrad*] 是吉林省国家级农业科技园区从谷子种质资源中选育出的独具特色的纯天然绿色小米谷子新品种。通过国内谷子育种、基因研究、营养学等方面专家的技术鉴定，该品种被一致认为填补了全球自然界无绿色小米的空白。2004年，绿小米被国家科技部列为农业科技成果转化项目的首批品种。

绿小米是小米的一个变种，该品种米色深绿，是一种出色的纯天然绿色食材。

二、营养成分

据中国农业农村部谷物品质监督检验测试中心抽样分析，绿小米蛋白质含量12%，脂肪3.7%，赖氨酸0.29%，直链淀粉含量14.6%，胶稠度113毫米，同时富含多种维生素及一种含有消除疲劳功能的化学物质——辅酶Q_{10}

（CoQ₁₀）的新型小米。另据测定，绿小米氨基酸含量300毫克/100克，是大米的2.4倍；维生素B₁含量比小麦高23.9%，比玉米高83.8%，是高粱米的1.2倍；铁的含量在五种粮食中居首位；可食用膳食纤维是大米的5倍；含有18种氨基酸及有机硒，蛋白质、脂肪、维生素、矿物质等都高于普通小米。

三、药用功效 | ✔

现代医学认为，经常食用绿小米可以辅助降血脂，调节血糖，降低胆固醇，提高肌体免疫力，改善心血管疾病等，是一类特种营养型、功能型米种。

绿小米含硒量较高，硒不仅是癌症克星，也是人体必不可少的微量元素。它对提高人体免疫功能、改善多种疾病，有一定的保健功效。

四、养生价值 | ✨

（1）补益脾胃　绿小米最大的功效就是补益脾胃，当人们出现反胃热痢以及脾胃功能不全时，可以通过食用绿小米来调理。它能温中和胃，提高脾胃功能，也能修复受损的胃黏膜，能有效减少消化不良、恶心呕吐以及拉肚子等不良症状的发生。

（2）补肾　绿小米是一种能补肾的食材，平时人们食用以后能补益肾气，也能养精气，可有效地提高肾功能。当人们出现肾虚、中气下陷时，多吃绿小米，能让这些不良症状有所减轻。

（3）养心安神　绿小米不但能提高脾胃功能，还能养心安神。因为它含有的多种氨基酸，能直接作用于人类的神经系统，能镇静安眠，也能养心安神，特别适合那些患有神经衰弱、失眠以及抑郁等不良症状的人群食用。而且中医经常用绿小米代替安眠药，它对人类失眠的效果较为明显。

（4）滋阴消炎，降低流产概率　绿小米是一种最适合女性食用的健康食材，它含有丰富的氨基酸，这些氨基酸被人体吸收以后能滋阴润肺、抗菌消炎，能辅助缓解女性高发的阴道炎以及盆腔炎。另外，绿小米还有一定的安胎功效，女性怀孕以后食用绿小米能有效降低流产的发生概率。

五、食用方法 | ★★★

绿小米的吃法与小米差不多，煮粥是它最常用的食用方法之一。

● 煮粥

绿小米和豆类搭配煮粥，营养成分更全面，同时也更利于人体的吸收。

● 蒸饭

绿小米还可以蒸饭食用，在蒸食绿小米时，最好能搭配一些肉类菜品共同食用。

● 磨粉

把绿小米加工成粉末状，然后制成发糕、窝头等多种食品。

黑小米

一、简介

黑小米 [*Setaria italica* (L.) *Beauv. Var. germanica* (Mill) *Schrad*] 是小米的一种，外表油亮，清香可口，有很好的滋补效果，被誉为"补血米""长寿米"。

黑小米营养价值非常高，是一种安全性较高的食品基料，尤其适合孕产妇、婴幼儿和病弱体虚人群食用。

二、营养成分

每100克黑小米含蛋白质9.7克，脂肪3.5克，碳水化合物72~76克，钙29毫克，磷240毫克，铁4.7~7.8毫克。与大米相比，维生素B_1高1.5倍，维生素B_2高1倍，膳食纤维高4~7倍。黑小米还含有丰富的氨基酸，特别是人体必需的色氨酸、亮氨酸、精氨酸含量比其他粮食都高。黑小米无论是煮饭或熬粥都容易被人体消化吸收，消化吸收率高达97.4%。

三、药用功效

中医认为，黑小米味甘，性微寒，能补虚损、健脾胃、清虚热、安眠等。用新黑小米熬的粥是产妇和病人的理想食物，可以促进食欲，补脾养胃，滋养肾气，补虚损。用黑小米、红枣煮粥对产后体虚者有辅助效果。用黑小米15克和半夏10克以水煎服，可以辅助改善因消化不良引起的失眠。

现代医学认为，色氨酸能促使大脑神经细胞分泌一种使人欲睡的血清素——五羟色胺，可以使大脑思维活动受到暂时抑制，人便产生困倦感。黑小米中的色氨酸含量，每100克高达202毫克，其他食物望尘莫及。另外，黑小米富含易消化的淀粉，进食后能使人产生温饱感，促进人体胰岛素的分泌，进一步提高进入脑内色氨酸的数量，所以睡前半小时适量进食黑小米粥，能帮助入睡。

四、养生价值

（1）调节睡眠、情绪 黑小米是很好的蛋白质营养源，其蛋白质的氨基酸构成中色氨酸含量高，这对于人体健康非常重要。色氨酸在人体内通过生物转化生成一类重要的物质，发挥着调节睡眠、情绪及生物节律等重要的生理作用，食用色氨酸含量丰富的食物能够催眠，同时黑小米蛋白是一种低过敏性蛋白，非常安全。

（2）缓解疲劳、改善心肌病　黑小米富含多种维生素，其中维生素A和维生素B_1含量最高。缺乏维生素A会引起皮肤干燥、呼吸道感染、眼部干燥等症状，而缺乏维生素B_1则可能出现体虚疲倦、便秘等。另有研究发现，补充维生素B_1对于缓解心肌病具有显著效果。

（3）抗癌　黑小米中矿物质含量丰富，尤其是锌元素含量高，在常见的黑色食品中仅次于黑麦。另外，黑小米中镁元素和钾元素含量也很丰富，同时还富含被誉为"抗癌之王"的硒元素。

（4）抗氧化　黑小米作为黑色食品中的典型代表，所富含的功能性色素成分是其最重要的特点。黑小米色素的抗氧化作用非常优秀，对人体健康有非常重要的意义。

（5）改善血管疾病　黑小米能清除自由基、改善缺铁性贫血、抗应激反应以及免疫调节等。黑小米中的黄酮类化合物能维持血管正常渗透压，减轻血管脆性，降低血管破裂和出血概率。

五、食用方法 ｜ ★★★

● 桂圆芝麻黑小米粥

原料：桂圆5枚，黑芝麻50克，黑小米100克，白砂糖少许。

做法：

（1）桂圆去皮去核取肉，冲洗干净，切成小块。黑小米，淘洗干净。

（2）黑芝麻拣去杂质，入干锅炒香。

（3）锅中加入清水，先下入黑小米，上火煮至半熟，再下入桂圆肉和炒香的黑芝麻，继续煮至米熟粥成时，加入白砂糖即可。

● 三黑米浆

原料：黑小米30克，黑豆30克，黑芝麻9克，黑枣9克。

做法：

（1）黑豆浸泡6小时备用。

（2）黑枣去核备用。

（3）将所有材料放进豆浆机中，加适量的水（400～1000毫升，按照个人喜好）。

（4）可适量加入蜂蜜或红糖，按个人喜好添加即可。

● 黑小米红枣粥

先将黑小米洗净，放入锅中与冷水一起用大火烧开，此时加入红枣转小火继续煮，锅盖不要拿开，盖沿留个缝就行了。炖煮期间可以用勺子顺着一个方向搅拌几圈，防止粘底也能让粥变得更绵稠可口。约20分钟后营养绵稠的黑小米红枣粥就做好了，加点白砂糖风味更佳。

● 黑小米金橘粥

首先将山药去皮，再切成片，最好薄一点便于煮熟。小金橘清洗干净，对半切开，并轻轻压扁。将黑小米洗净后加入锅中，用冷水大火煮，煮至沸腾后加入山药片和金橘，继续炖煮至熟透便可食用。

大黄米（黍米）

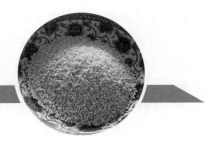

一、简介

大黄米又称黍米（*Panicum miliaceum*），禾本科一年生作物，是黍子去皮后的制成品，比小米稍大，颜色淡黄，煮熟后很黏，以食用为主，原产中国北方，是古代黄河流域重要的粮食作物之一。大黄米可用于煮粥、做糕、做米饭和酿酒。大黄米、小米同出北方，但在北方人眼里，大黄米的营养价值是要高于小米的。人们拿它当江米使，有些地方还用它做糕待客。

大黄米的综合营养价值高于小麦和大米，特别是大黄米对人体具有明显的保健功效，能够益阴、利肺、利大肠，是小麦、大米等无法比拟的。

二、营养成分

每100克可食用部分含热量1432千焦，碳水化合物72.5克，蛋白质13.6克，脂肪2.7克，膳食纤维3.5克，钾201毫克，磷244毫克，镁116毫克，钠1.7毫克，铁5.7毫克，钙30毫克，锰1.5毫克，锌3.05毫克，铜0.57毫克，硒2.31微克，维生素E 1.79毫克，维生素B_1 0.3毫克，维生素B_3 0.09毫克，维生素B_3 1.3毫克，胡萝卜素1.3微克，维生素A（视黄醇当量）11.1微克。

三、药用功效

性味：性平，味甘。

《吴普本草》：甘，无毒。

《名医别录》：甘，温，无毒。

《饮膳正要》：甘，平，无毒。

《本草纲目》：丹黍米：甘，微寒，无毒。

归经：入手足阳明、太阴经。

功效：补中益气，益脾和胃，安神助眠，止泻，乌发。用于咳逆、烦渴、霍乱、止泄、除热、胃痛、不思饮食、肺虚咳嗽、烫伤等。

《吴普本草》：益气补中。

《名医别录》：丹黍米，主咳逆，霍乱，止泄，除热，止烦渴。

《食疗本草》：患鳖瘕者，以新熟赤黍米淘取泔汁，生服一升。

大黄米在中医中被列为补中益气、具有食疗价值的食品。

现代医学认为大黄米味甘、性微寒，能够益阴、利肺、利大肠；对阳盛阴虚、夜不得眠、久泄胃弱、冻疮、疥疮、毒热、毒肿等症有一定功效。

四、养生价值 |

（1）补充营养　大黄米是一种营养成分丰富的特色食材，热量高达1432千焦，人们食用后能快速补充能量。另外，大黄米中的维生素与膳食纤维的含量很多，还有多种氨基酸，正是因为这些物质的存在，大黄米成为人们营养供给的主要食材。

（2）降血压　大黄米中含有大量的微量元素，其中钾的含量最高，而钠的含量却很低。因此人们食用之后，能辅助血压降低。大黄米中铁和磷的含也很高，对缺铁性贫血有重要的调理功效。

（3）减肥　大黄米中虽然含有大量的脂肪，但是这些脂肪在膳食纤维的作用下，不会在身体中形成沉积。另外，大黄米中还含有大量的不饱和脂肪酸，能把人体中残留的多余脂肪分解掉，使其转变成废物排出体外，因此常吃大黄米有减肥效果。

大黄米适宜体弱多病、面生疔疮者食用；适宜阳盛阴虚、夜不得眠、久泄胃弱、冻疮、疥疮、毒热、毒肿者食用。

五、食用方法 | ★★★

● 黄米面炸糕

原料：豆馅、花生油、大黄米、糖桂花。

做法：

（1）将大黄米洗净，用凉水浸泡4小时后，连米带水磨成稀糊状，再吊袋净水。

（2）放在较温暖的地方发酵，面刚发起时即成。

（3）将发面揪一小块，团成团，按成圆皮，挑豆馅放在圆皮上，边旋转圆皮边用匙往里按馅，将馅逐渐包住，揪去收口处面头，放在湿布上按成圆饼状。

（4）锅内油用旺火烧至六成热，将圆饼下入油锅，炸至金黄色捞出即成。

● 东北黏豆包

原料：黄米面、干面粉、红小豆、发酵粉；白砂糖、桂花酱适量。

制作：

（1）将黄米面放入盆中，加入60℃热水300克，将其和成面团（略软些），待凉后，把发酵粉用水懈开，再加入干面粉，倒入黄米面中和匀，醒几个小时。

（2）红小豆淘洗干净，放入高压锅中压15分钟，压好后开盖加入白砂糖、少许素油，用力将红小豆捣碎，加入适量桂花酱搅拌成豆沙。

（3）将面团取出下剂，包好豆沙馅入锅蒸12～15分钟即可。

● 黄米馍馍

黄米馍馍是陕北清涧河流域人们过年时所吃的一种年夜饭。

年关将近时，把家中新碾的大黄米拿出10千克左右，在清水中泡一夜，第二天把从清水中已捞出来一两个小时的大黄米，在大碾子上一遍一遍碾成黄米面，再加入非常关键的"老酵头"（即面引子），在很热很烫的大炕上包上被子发一夜，次日就可以蒸黄米馍馍了。

黄米馍馍分两种，一种是不包馅儿的，一种是包馅的。馅的基本原料是豇豆和红枣。将煮熟的豇豆和红枣用力挤压掺和在一起，做成豆沙枣泥馅。

不包馅的黄米馍馍的做法是揪一块黄米面团在手中往圆滚一滚，再一圈一圈摆进热气腾腾的大锅中，十多分钟以后就蒸熟了。有馅黄米馍馍蒸起来复杂些，要先做一个米面皮，再包进去一小团豆沙枣泥馅，才可以放进锅里蒸。

附：食用宜忌

身体燥热者禁食。

糜米

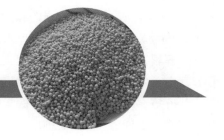

一、简介

糜米（*Panicum miliaceum* L.），别名穄米、𪎭米，一年生草本第二禾谷类作物，是糜子去皮后的制成品，比小米稍大，颜色淡黄，以食用为主，原产于中国北方。

糜子与黍子为同属的两种不同的农作物，人们经常糜黍不分，将两者混为一谈。糜、黍在植株形态上区别较小，糜米与黍米（大黄米）的根本区别是糜米为粳性，黍米（大黄米）为糯性。

现代研究认为，糜子包括黍子和穄子，糯性为黍，粳性为穄，黍、穄类型与籽粒中直链淀粉含量有关，种子的粳、糯性与植株形态和穗分枝没有直接关系。1987年出版的《辞海》中描述：圆锥花序较密，主轴弯生，穗的分枝向一侧倾斜的为黍型（*P.miliaceum* var. *contractum*），即黍子；圆锥花序密，主轴直立，穗分枝密集直立的为黍稷型（*P. miliaceum* var. *compactrm*），即糜子；圆锥花序较疏，主轴直立，穗分枝向四面散开的为稷型（*P.miliaceum* var. *effusum*），即稷。

二、营养成分

糜米富含蛋白质、碳水化合物、B族维生素、维生素E、锌、铜、锰等营养元素，能够益阴、利肺、利大肠。

每100克可食用部分含热量1432

千焦，碳水化合物72.5克，蛋白质9.7克，脂肪1.5克，膳食纤维4.4克，钠3.3毫克，钙23.4毫克，锰0.23毫克，锌2.07毫克，铜0.9毫克，维生素E 4.61毫克，胡萝卜素0.8微克，维生素B_1 0.09毫克，维生素B_2 0.13毫克，维生素B_3 1.3毫克，维生素A（视黄醇当量）11.1微克。

三、药用功效 | ✔

性味： 性微，味甘。

归经： 入脾、胃、大肠、肺经。

功效： 补中益气，凉血解暑，益阴，利肺，利大肠。用于气虚乏力、中暑、头晕、口渴、冻疮、疔疮、毒热、毒肿、脾胃虚弱、肺虚咳嗽、呃逆烦渴、泄泻、胃痛、小儿鹅口疮、烫伤等。

《本草纲目》："稷与黍一类二种也，黏者为黍，不黏者为稷，稷可做饭，黍可酿酒。"

《千金要方·食治》：稷米脾之谷也，脾病宜食之。

《黄帝内经》《本草纲目》等书中都有记述。药用糜米与黍子亦有不同。据《名医别录》记载，稷米"入脾、胃经"，能"和中益气、凉血解暑"。煮熟和研末食，可以改善气虚乏力、中暑、头晕、口渴等症。黍米"补中益气，健脾益肺，除热愈疮"，对脾胃虚弱、肺虚咳嗽、呃逆烦渴、泄泻、胃痛、小儿鹅口疮、烫伤等症有一定功效。

《食经》《千金要方·食治》《食疗本草》《食医心鉴》《饮膳正要》等著作中都对糜米进行了辩证的论述，认为"食医同源"，"医膳同功"。

《黄帝内经·素问》提出"五谷为养，五果为助，五畜为益，五菜为充"，正如《神农本草经》所总结的，养生之食物首推谷类，谷类中又首推燕麦与糜米。

四、养生价值 | ↯

糜米的综合营养价值高于小麦和大米，特别是糜米对人体具有明显的保健功效，是小麦、大米等无法比拟的。

糜米和绿豆以2:3的比例搭配熬汤，则属中医学中的传统药膳，适宜肥胖症、糖尿病、心血管疾病（如高血压和冠心病）、近视、高血脂、脚气病、多发性神经炎、结核病、甲亢等消耗性疾病、口角炎、唇炎、舌炎、睑缘炎、阴囊炎、脂溢性皮炎等患者食用，能起到很好的预防和缓解作用。

糜米适宜体弱多病或中气不足所致食欲不振、食后易胀者食用；适宜脾胃升降失和所致大便频数、气少乏力、血分有热所致咯血、便血以及妇女崩漏下血者食用。

五、食用方法 | ★★★

糜米可以做粥、做捞饭，亦可磨成面做窝头。糜子面可以制作多种小吃，风味各异，形色俱佳，营养合理，食用方便，制作历史悠久。如茶汤、煎饼、窝窝、火烧、油馍、糜子粉、炒米、糜面杏仁茶等。

- 黄米馍馍

    同"大黄米"黄米馍馍做法。

- 炒（糜）米

    炒米不能用大黄米，它的原料是糜米，俗称蒙古米。炒米这种做法在蒙元之前就已经存在。

    加工方法是将纯净的糜子，用水浸泡后，上锅焖蒸，然后在炒锅上炒熟，冷却，去掉外壳。

    加工好的炒米，色黄而不焦，米坚而不硬，晶莹明亮，泡在奶茶中色味香美，酥香可口。由于经过水浸，使糜子皮表层中的水溶性维生素渗透到米粒中，增加了炒米中维生素的含量。又由于蒸炒后迅速冷却干燥，使糊化后的淀粉固定在原有状态，食用时只需以茶水浸泡即可。

附：验方

气滞食积方：肉食成积，胸满面赤不能食，饮糜米泔水。

胃寒、泄泻方：脾胃虚寒、泄泻及肺结核低热、盗汗，糜米煮粥，常食。

妊娠流黄水方：糜米、黄芪各30克，水煎，分3次服；糜米煮粥，常食。

荞麦

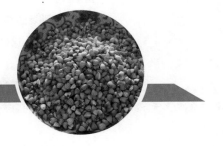

一、简介

荞麦（*Fagopyrum esculentum* Moench），别名甜荞、乌麦、三角麦等，蓼科蓼属一年生草本作物。荞麦是短日性作物，喜凉爽湿润，不耐高温旱风，畏霜冻。荞麦在中国大部分地区都有分布，在其他一些亚洲国家和欧洲也有分布。

荞麦性甘味凉，能开胃宽肠、下气消积，可用于绞肠痧、肠胃积滞、慢性泄泻。

荞麦最早起源于中国，栽培历史非常悠久。公元前5世纪的《神农书》中，就有关于荞麦是当时栽培的八谷之一的记载。后魏《齐民要术》、唐代《食疗本草》和宋代《嘉祐本草》等著作中，对荞麦的栽培技术、食用和食疗方法等已有较详细的记述。荞麦首先由中国传至蒙古和俄国，而后传至欧洲。

二、营养成分 |

荞麦含有丰富的膳食纤维，其含量是精制大米的10倍；荞麦含有的铁、锰、锌等微量元素也比一般谷物丰富。

每100克可食用部分含热量1356千焦，碳水化合物66.5克，蛋白质9.3克，脂肪2.3克，膳食纤维6.5克，钾401毫克，磷297毫克，镁258毫克，钠4.7毫克，铁6.2毫克，钙47毫克，锌3.62毫克，铜0.56毫克，锰2.04毫克，硒2.45微克，维生素E 4.4毫克，胡萝卜素2.4微克，维生素B_1 0.28毫克，维生素B_2 0.16毫克，维生素B_3 2.2毫克，维生素A（视黄醇当量）13微克。

三、药用功效 | ✔

性味：甘，凉。

《千金要方·食治》：味酸，微寒，无毒。

《嘉祐本草》：味甘，平寒，无毒。

《随息居饮食谱》：甘，温。

归经：入脾、胃、大肠经。

《得配本草》：入足大阴、阳明经。

《本草求真》：入肠、胃。

《本草再新》：入脾、肺二经。

功效：开胃宽肠，下气消积。用于绞肠痧、肠胃积滞、慢性泄泻、噤口痢疾、赤游丹毒、痈疽发背、瘰疬、烫火灼伤等。

《食疗本草》：实肠胃，益气力，续精神，能炼五脏滓秽。

《本草纲目》：降气宽肠，磨积滞，消热肿风痛，除白浊白带，脾积泄泻。

《本草备要》：解酒积。

《安徽药材》：治淋病。

《中国药植图鉴》：可收敛冷汗。

四、养生价值 | ✦✦

（1）软化血管　荞麦含有丰富的维生素E和可溶性膳食纤维，同时还含有维生素B_3和芦丁（芸香苷），芦丁能降低人体血脂和胆固醇、软化血管、保护视力和预防脑血管出血。

（2）降低血液胆固醇　荞麦含有的维生素B_3成分能促进机体的新陈代谢，增强解毒能力，还能扩张小血管和降低血液胆固醇。

（3）抗栓塞　荞麦含有丰富的镁，能促进人体纤维蛋白溶解，使血管扩张，抑制凝血块的形成，抗栓塞。

（4）降低血糖　荞麦中的某些黄酮成分能抗菌、消炎、止咳、平喘、祛痰，因此荞麦还有"消炎粮食"的美称，另外这些成分还可以降低血糖。

五、食用方法 | ★★★

荞麦食味清香，在中国东北、华北、西北、西南以及日本、朝鲜都是受欢迎的食品。荞麦食品是直接利用荞米和荞麦面粉加工的。荞米常用来做荞米饭、荞米粥和荞麦片。荞麦粉与其他面粉一样，可以制成面条、烙饼、面包、糕点、荞酥、凉粉、血粑和灌肠等民间风味食品。

● 三鲜荞面条

（1）将白面粉和荞麦粉以1：1的比

例混合。

（2）加水用筷子将面粉搅成面疙瘩。

（3）将面疙瘩揉成团，醒上20分钟。

（4）将醒好的面团放在案板上擀成薄片，洒上干面粉，一层层叠起。

（5）切成细面条。

（6）将虾去壳去虾线，鱿鱼摘洗干净切小段，猪里脊切细丝。分别放盐，料酒和淀粉抓匀。

（7）锅加水烧开，放入鱿鱼段汆水，捞出。

（8）将锅加少许油，放入猪里脊和生姜末断生。

（9）锅中再放油，放姜末和虾仁，鱿鱼段翻炒几下，再放入炒好的猪肉，放盐和蚝油炒一下，放适量的水烧开。

（10）将切成小块的西兰花放入开水烫一下，捞出放入煮开的虾仁汤中。放胡椒粉、鸡精调好味，撒上几根红椒丝。

（11）另取锅加水烧开，放入荞麦面条盖锅盖煮开，加凉水煮开，再加凉水煮开，捞出煮好的面条盛在碗中，浇上做好的三鲜卤汁。

（12）把做好的虾仁、鱿鱼、肉丝卤浇在面上。

- 荞麦米饭

原料：荞麦米50克，大米200克。

做法：

（1）荞麦米洗净，用水泡10分钟。

（2）大米淘洗干净。

（3）将荞麦、大米放入高压锅，放

入适量水。

（4）按米饭键即可。

（5）熟时食用。

- 荞麦馒头

（1）白砂糖用温开水化开备用，待凉至不烫手后，把酵母倒进糖水里化开。

（2）面粉、荞麦粉和少许盐混合。

（3）淋入酵母水，用筷子搅拌均匀后揉成光滑的面团。

（4）揉好的面团用东西盖上，静置发酵1小时左右至1.5～2倍大。手指蘸少许面粉在面团上戳个小孔，面团不反弹、不回缩代表发酵到位。

（5）发好的面团排气后搓成棍状。

（6）切成小块，盖上东西再醒发15～20分钟左右。

（7）蒸架上铺上玉米叶或湿的纱布，把馒头坯放上，冷水入锅，中火蒸15分钟左右，出锅食用。

附：食用宜忌

《千金要方·食治》：荞麦食之难消，动大热风。

《本草图经》：荞麦不宜多食，亦能动风气，令人昏眩。

《品汇摘要》：不可与平胃散及矾同食。

《医林纂要》：荞，春后食之动寒气，发痼疾。

《得配本草》：脾胃虚寒者禁用。

苦荞麦

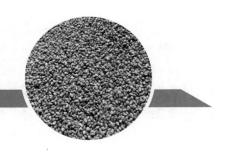

一、简介 🔍

苦荞麦 [*Fagopyrum tataricum* (L.) Gaertn*]，别名苦荞、荞叶七、野兰荞、万年荞、菠麦、乌麦、花荞，蓼科荞麦属一年生草本作物。苦荞比甜荞即荞麦的营养价值高出很多，特别是生物类黄酮的含量是荞麦的13.5倍。

苦荞是自然界中甚少的药食两用作物，集七大营养素于一身，而且药用特性好，被誉为"五谷之王""三降食品"（降血压、降血糖、降血脂）。因为其特殊的生长环境，苦荞本身富含硒，有营养保健和食疗功效。

二、营养成分 ▣

每100g苦荞粉含碳水化合物73.1克，蛋白质10.5克，脂肪2.2克，膳食纤维1.6克，钾0.4克，镁0.22克，钠33毫克，铁8.6毫克，钙16毫克，锰1.17毫克，锌1.85毫克，铜0.46毫克，硒43微克，维生素B_1 18毫克，维生素B_2 50毫克，烟酰胺255毫克，生物黄酮芦丁3.0克，叶绿素42毫克。

另据测定，苦荞中含有丰富的黄酮类化合物，主要为芦丁、槲皮素、桑色素、坎菲醇、金丝桃苷、牡荆素、儿茶素、白藜芦醇，在叶、花、麸皮中含量最高，比面粉中高8倍多。此外还含有酚类化合物，如原花青素（苦荞麸皮含量最高可达5.03%）、没食子酸、原儿茶酸、香草酸、丁香酸、阿魏酸。

三、药用功效 ✓

性味：性平，味苦、甘，小毒。

归经：入脾、胃、大肠经。

功效：健脾行滞，理气止痛，解毒消肿。用于胃脘胀痛、消化不良、痢疾、腰腿痛、跌打损伤、痈肿恶疮、狂犬咬伤（苦荞头）等。

《本草纲目》：苦荞味苦，性平寒，能实肠胃，益气力，续精神，利耳目，炼五脏渣秽。

《本草纲目》：降气宽肠，磨积滞，消热肿风痛，除白浊血滞，脾积泄泻。

《齐民要术》：头风畏冷者，以面汤和粉为饼，更令裹出汗，虽数十年亦愈。

《图经本草》：实肠胃，益气力。记载苦荞麦性味苦、平、寒，能够益气力、续精神、利耳目、降气宽肠、健胃。

《植物名实图考》：性能消积，俗呼净肠草。

《千金要方·食治》《中药大辞典》

及相关文献中对苦荞都有记载：可安神、活气血、降气宽肠、清热肿风痛、祛积化滞、清肠、润肠、通便、止咳、平喘、抗炎、抗过敏、强心、减肥、美容等。

现代临床医学观察表明，苦荞麦面可以辅助降血糖，降血脂，增强人体免疫力，疗胃疾，除湿解毒，治肾炎，蚀体内恶肉，还能辅助改善糖尿病、高血压、高血脂、冠心病、中风、胃病。

四、养生价值 | 🔅

（1）降血糖 苦荞富含生物黄酮芦丁。生物黄酮芦丁其主要功能为软化血管、改善微循环、加强胰岛素外周，可以抑制血糖升高。苦荞中所含的苦荞黄酮，可以辅助缓解糖尿病。

（2）降血脂 药理及临床研究证明芦丁、荞麦碱能降低人体血脂和胆固醇，是降低高血压、心血管疾病的重要辅助药物，尤其是对老年患者有较好效果，能降低微血管脆性和渗透性，保持血管抵抗力，恢复其弹性。

（3）抗癌 天然有机硒、荞麦碱能抗氧化和调节免疫力，能抑制致癌物活性、抗氧化并清除氧自由基，能辅助抗癌。美国癌症研究所指出，适量的硒能减少癌变。

（4）抗氧化 动物实验发现苦荞提取物灌胃小鼠能明显提高其血液、肝脏、心脏中的超氧化物歧化酶和谷胱甘肽过氧化酶的活性，降低脂质过氧化产物丙二醛（MDA）的含量，这表明苦荞提取物能有效清除体内自由基，具有

抗氧化和抗脂质过氧化作用。

五、食用方法 | ⭐⭐⭐

● 煮粥

苦荞麦米，水烧沸后，直接下锅煮，煮至米粒烂熟即可。如再加几枚红枣，味道更鲜美。

● 拨鱼

将苦荞麦面粉放入碗内，用温水搅成稠稠的浆糊，待锅里水烧沸时，用筷子或盛饭铲子，从碗沿往沸水锅里一条条地拨，类似小鱼儿。再烧开锅后捞出，配以合口的热汤浇食，现吃现拨。

● 烙饼、发面

和好面擀开，撒上肉末、葱末、姜末、五香粉，少许盐。或只加入麻酱一种。外抹油，擀薄点烙，内嫩外脆，非常鲜嫩味美。

● 面条

以七成苦荞麦面，加三成白面配和。擀切成10厘米长，5厘米宽，稍厚点的面条。凉吃配以麻酱、黄瓜丝；热吃，天凉吃配以羊肉汤，天热吃配以鸭肉汤，别有一番风味。

● 苦荞米饭

与东北大米一起煮食。将米淘洗干净后，撒上少许苦荞米（具体比例按个人口味而定），搅拌均匀，放超过米面2厘米的水，通电前浸泡10～20分钟，米饭焖好，加热键跳闸后再焖5～10分钟即可。

● 凉粉

先将苦荞麦面粉用温水调成稀糊，锅里放适量冷水，中火烧沸的同时，把

稀糊缓缓往沸水中倒，一边倒一边用勺子搅，直至搅熟。然后盛在碗或盆内冷却。冷却后倒出，切成条或小块，再配醋、油等佐料食用。

附：食用宜忌

（1）苦荞麦味甘、性凉，能清热解毒、益气宽肠，然而荞麦性凉，一次不宜多吃，胃寒者不宜，以防消化不良。

（2）苦荞茶可以健胃消食，所以应在饭后饮用。如果饮用者处于饥饿状态，会加重饥饿感，低血糖人士会出现血糖下降的不适症状，因此需要特别注意。

小麦

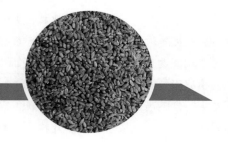

一、简介

小麦（*Triticum aestivum* L.），别名麸麦、浮麦、浮小麦、空空麦，是一种在世界各地广泛种植的禾本科作物。小麦的硕果是人类的主食之一，磨成面粉后可制作面包、馒头、饼干、面条等食物；发酵后可制成啤酒、酒精、白酒，或生物燃料。小麦富含碳水化合物、蛋白质、脂肪、矿物质、钙、铁、维生素B$_1$、维生素B$_2$、维生素B$_3$、维生素A及维生素C等。

小麦是三大谷物之一，几乎全作食用。小麦是新石器时代的人类对其野生祖先进行驯化的产物，栽培历史已有1万年以上。中国是世界上最早种植小麦的国家之一。2010年，小麦是世界上总产量位居第二的粮食作物，仅次于玉米。

二、营养成分

每100克可食用部分含热量1327千焦，碳水化合物75.2克，蛋白质11.9克，脂肪1.3克，膳食纤维10.8克，钾289毫克，磷325毫克，镁4毫克，钠6.8毫克，铁5.1毫克，钙34毫克，锌2.33毫克，铜0.43毫克，锰3.1毫克，硒4.05微克，维生素E（T）1.48毫克，维生素α-E 1.48毫克，维生素B$_3$ 4毫克，维生素（β-γ）-E 0.24毫克，维生素δ-E 0.1毫克，维生素B$_1$ 0.4微克，维生素B$_2$ 0.1毫克。

三、药用功效 | ✔

性味：味甘，性平。

归经：心、脾、肾。

功效：养心神，敛虚汗，生津止汗，养心益肾，镇静益气，健脾厚肠，除热止渴。用于神志不宁、失眠等。

《名医别录》：除热，止燥渴，利小便，养肝气，止漏血，唾血。

《本草拾遗》：小麦面，补虚，实人肤体，厚肠胃，强气力。

《本草纲目》：陈者煎汤饮，止虚汗；烧存性，油调涂诸疮，汤火灼伤。小麦面敷痈肿损伤，散血止痛。生食利大肠，水调服止鼻衄、吐血。

《本草再新》：养心、益肾、和血、健脾。

《医林纂要》：除烦、止血、利小便、润肺燥。

现代医学认为，生麦片对心血不足、心悸不安、多呵欠、失眠多梦、喜悲伤欲哭以及脚气病、末梢神经炎、体虚、自汗、盗汗、多汗等症有一定功效。此外，妇人回乳也适宜食用。

小麦去皮与红豆煮粥食用可以生津养胃，去水肿，它可以除热，止烦渴，咽喉干燥，利小便，补养肝气、心气，止漏血唾血，可以使女子易于怀孕。将它煎熬成汤食用，对缓解淋病有效果。磨成末服用，能杀蛔虫，将陈麦煎成汤饮用，还可以缓解虚汗。将它烧成灰，用油调和，可以涂治各种疮及汤火灼伤。

麦麸对瘟疫和热疮、汤火疮溃烂、跌伤折伤的瘀血等有一定辅助功效，用醋和麦麸炒后，贴于患处即可。

四、养生价值 | ↯

（1）增强记忆和镇静 小麦胚芽具有增强细胞活力、改善人脑细胞的功能，可以增强记忆，还能镇静以及抗衰老；同时，小麦胚芽还能辅助预防心血管疾病。

（2）降血脂 小麦胚芽可以降低血脂。可以使小鼠高脂血症模型的血清胆固醇和甘油三酯的含量明显下降。小鼠灌胃可使肝组织中的脂质和过氧化脂的含量显著降低。

（3）抗癌 进食全麦可以辅助降低血液循环中的雌激素含量，从而达到缓解乳腺癌的目的。

（4）减缓更年期综合征 对于更年期妇女，食用未精制的小麦还能辅助缓解更年期综合征。

（5）小麦可以煎汤、煮粥或制成面食常服；也可以炮制研末外敷，对痈肿、外伤及烫伤有功效。

五、食用方法 | ★★★

小麦粉除做馒头、包子、花卷、水饺、面条、烙饼、蒸饼、油条、面包、挂面等主食外，还是做饼干、桃酥、蛋糕等点心的主要原料。

● **蛋奶馒头**

原料：雀巢全脂奶粉15克，小麦粉250克，鸡蛋2个，牛奶35～45克，白砂糖35克，柠檬汁2～3滴，酵母3克。

做法：

（1）酵母溶于水后静置5分钟，面粉与奶粉、白砂糖混合均匀后打入鸡蛋，滴入柠檬汁，最后加入酵母水揉成一个光滑的面团。

（2）面团室温发酵至两倍大后取出排气，用擀面杖擀开擀出气泡，最后擀成一张长方形的面片，每擀开一次就撒一层面粉叠起再擀，大约反复擀面10次左右。

（3）擀好的面片从一头往另一头卷起，卷到最末端的时候蘸少许水在结合处起黏合作用。

（4）切成小刀切，放在蒸笼布上再次发酵至小刀切一倍大，冷水上锅蒸，水开蒸15～20分钟即可。

● 葱花手抓饼

原料： 小麦粉500克，葱花适量，花生油30毫升，猪油30毫升，盐少许。

做法：

（1）开水约330毫升（90℃以上），分3次加入200、70、30毫升。边加水边搅拌。留最后的大约30毫升水。

（2）把面搅匀，如太干，就继续分次加水，但不要和得太软。

（3）和成光滑的面团盖保鲜膜，松弛半小时。

（4）准备油、盐、葱，猪油和花生油掺一起。

（5）将面团分成若干等份，擀薄。

（6）刷一层油（刷满），撒一点盐（撒匀），甩一把葱花。

（7）切成1厘米宽的条，慢慢拢起来，左右边扭两下，卷起来，一头朝下一头朝上，用手掌压扁。

（8）炉灶平底锅中小火，锅热后刷油，依次放入饼胚并用手掌压扁，以上操作请不间断进行，然后依次在饼胚表面刷油，依次把饼胚翻面并用铲子压扁。

（9）电煎铛调至在3～4挡，盖上铛盖，调好火静候1.5分钟。

（10）翻面盖盖儿继续烙约2分钟，然后再翻面、刷油，感觉饼有弹性，证明饼熟了。

（11）用筷子挑着抖落，散了，即可食用。

大麦

一、简介

大麦（*Hordeum vulgare* L.），别名牟麦、饭麦、赤膊麦，禾本科大麦属一年生禾本作物。大麦碳水化合物含量较高，蛋白质、钙、磷含量中等，含少量B族维生素。因为大麦中谷蛋白（一种有弹性的蛋白质）含量少，所以不能做多孔面包，可以做不发酵食物。

大麦也是我国主要作物之一。据考证，早在新石器时代中期，古羌族已经在黄河上游开始栽培，距今已有5000年的历史。

大麦按用途分，可以分为啤酒大麦、饲用大麦、食用大麦三种类型。

二、营养成分

每100克可食用部分含热量1285千焦，碳水化合物73.3克，蛋白质10.2克，脂肪1.4克，膳食纤维9.9克，钾49毫克，磷381毫克，镁158毫克，铁6.4毫克，钙66毫克，锌4.36毫克，铜0.63毫克，锰1.23毫克，硒9.8微克，维生素B_1 0.43毫克，维生素B_2 0.14毫克，维生素E（T）1.23毫克，维生素B_3 3.9毫克，维生素α-E 1.23毫克。

三、药用功效

性味：甘，咸，凉。

《名医别录》：味咸，微寒，无毒。

《本草衍义》：性平，凉。

归经：入脾、胃二经。

功效：和胃，宽肠，利水。用于食滞泄泻、小便淋痛、水肿、汤火伤等。

《名医别录》：主消渴，除热，益气，调中。

《唐本草》：大麦面平胃，止渴，消食，疗胀。

《崔禹锡食经》：主水痕。

《本草拾遗》：调中止泄。

《本草纲目》：宽胸下气，凉血，消积，进食。

祖国医学认为，大麦味甘，性微寒，入脾、胃经。能和胃宽肠、补虚劳、壮血脉、益颜色、实五脏、化谷食、止泻，以及改善水肿、小便淋痛、食滞泄泻等，适用于脾胃虚寒引起的腹胀、腹痛等病症。

现代医学研究表明，大麦主要含碳水化合物、蛋白质、膳食纤维等多种成分，其胚芽中还含有麦芽糖、糊精、B族维生素、磷脂、葡萄糖等。

四、养生价值 | ✦✦

（1）大麦味甘、咸，性凉，能益气和胃、除虚烦等。大麦胚芽中大量的维生素B_1与消化酶，对幼儿、老人、维生素B缺乏者均有益处，还能提神醒脑、消除脑部疲劳。

（2）大麦中大量的膳食纤维，可以刺激肠胃蠕动，促进通便，并以可降低血液中的胆固醇的含量，预防动脉硬化、心脏病等疾病。大麦中富含钙，对儿童的生长发育十分有利。

（3）大麦能和胃、宽肠、利水，可以缓解食滞泄泻、小便淋痛、水肿、汤火伤。适宜胃气虚弱、消化不良者食用。有肝病、食欲不振、伤食后胃满腹胀者，以及妇女回乳时乳房胀痛者可以吃大麦芽。

（4）可以用于脾胃虚弱、食积饱满、涨闷、烦热口渴、小便不利。哺乳期妇女想断奶时，可以用大麦苗煮汤喝；也可以催生落胎；亦可以用于胃与十二指肠溃疡、慢性胃炎等。

（5）大麦是一种易于消化的粮食，平时大家可以把它加工成大麦粉，然后再把大麦粉制成饼或者粥，吃起来味道可口，易于消化和吸收，能有效调理肠胃，可以提高肠胃的消化功能。

五、食用方法 | ★★★

大麦通常被加入汤和炖菜中，也可以单独食用。大麦略带橡胶特质，可以为沙拉增加风味。磨碎后烘烤过的大麦可以制作充当咖啡替代物的麦芽。而大麦粉可以使汤和酱汁变黏稠，也可以为各种食物增加甜味。

大麦磨成粉称为大麦面，可以制作饼、馍。

大麦磨成粗粉粒称为大麦糁子，可以制作粥、饭。亦可以用裸大麦做粥或掺在大米里做饭。而大麦仁是八宝粥中不可或缺的原料。

可以用大麦制作麦片，以麦片粥食用，或掺入一部分糯米粉制作麦片糕。

大麦还可以制作糌粑，食用时先制成粉，再经烘炒深加工制成糌粑，是西藏人民的主要食物。

附：食用宜忌

麦芽，为大麦的成熟硕果，经发芽后，低温干燥而得。越嫩越短的芽含酶量越高，微炒对酶无影响，如炒焦则会降低酶的活性，最好将其晒干，然后研磨服用。大麦生用则损人，炒用则生热，故大麦多用于煮粥。

《食性本草》：大麦芽久食消肾，不可多食。

《本草正》：麦芽，女子有胎妊者不宜多服。亦善催生落胎。

《本草经疏》：麦芽，无积滞，脾胃虚者不宜用。

《药品化义》：凡痰火哮喘及孕妇，切不可用麦芽。

燕麦

一、简介

燕麦（*Avena sativa* L.），为禾本科作物。《本草纲目》中称之为雀麦、野麦子。燕麦是一种低糖、高营养、高能量食品，有较高的营养价值。因其富含膳食纤维，热量低，升糖指数低，能促进肠胃蠕动，利于排便，降脂降糖，是高档补品之一。

1997年美国食品与药物管理局（FDA）认定燕麦为功能性食物，具有降低胆固醇、平稳血糖的功效。美国《时代》杂志评选的"全球十大健康食物"中，燕麦位列第五，是唯一上榜的谷类。

燕麦中的 β -葡聚糖可以减缓血液中葡萄糖含量的增加，预防和控制肥胖症、糖尿病及心血管疾病。燕麦富含的膳食纤维能够清理肠道垃圾。

燕麦有裸燕麦和皮燕麦之分。裸燕麦成熟后不带壳，俗称油麦，即莜麦，国产的燕麦大部分是这种。皮燕麦成熟后带壳，如进口的澳洲燕麦。

二、营养成分

据中国医学科学院卫生研究所综合分析，中国裸燕麦含粗蛋白质15.6%，脂肪8.5%，还有释放热量的淀粉以及磷、铁、钙等元素，与其他8种粮食相比，均名列前茅。燕麦中水溶性膳食纤维分别是小麦和玉米的4.7倍和7.7倍。

燕麦中的B族维生素、叶酸、泛酸都比较丰富，特别是维生素E，每100克燕麦粉中高达15毫克，此外燕麦粉中还含有谷类粮食中均缺少的皂苷。燕麦蛋白质的氨基酸组成比较全面，人体必需的8种氨基酸含量均居首位，尤其是赖氨酸含量高达0.68克。

每100克可食用部分含热量1536千焦，碳水化合物61.6克，蛋白质15克，脂肪6.7克，膳食纤维5.3克，钾214毫克，磷291毫克，镁177毫克，铁7毫克，钠3.7毫克，钙186毫克，锌2.59毫克，铜0.45毫克，锰3.36毫克，硒4.31微克，维生素E 3.07毫克，维生素B$_1$ 0.3微克，维生素B$_2$ 0.13毫克，维生素B$_3$ 1.2毫克，维生素 α -E 2.54毫克，维生素 δ -E 0.53毫克。

三、药用功效

性味：平，甘。

归经：入肝、脾、胃经。

功效：补益脾胃，润肠止汗，止血。用于高血压、高血脂、动脉硬化、脂肪肝、糖尿病、习惯性便秘、自汗、多汗、盗汗等。

现代医学认为，燕麦能够控制血脂升高，特别是降低胆固醇的效果更为明显。燕麦能够辅助降低血脂、动脉粥样硬化，缓解冠心病、脑卒中等。

根据中国传统医学文献的记载和国际上对抑制肿瘤的研究报道，麦类资源中存在抗癌变物质的可能性。采用燕麦进行抑制肿瘤的研究已初见端倪，采用单纯饲喂燕麦的动物进行研究，观察发现动物的肿瘤生长变小，生存期也较长，但这方面的研究有待于进一步深入。

另据实验证明，燕麦面粉6克，可以显著降低高脂饲料组大鼠的血浆黏度和高切、低切变率下的全血黏度，同时能明显抑制二磷酸腺苷（ADP）和胶原诱导的血小板聚集。因而燕麦粉可能会具有预防血栓形成的效果，但目前尚未见到相关的研究报道。

四、养生价值

（1）保护心脑血管 燕麦可以辅助降低人体中的胆固醇，经常食用，可以对中老年人的主要威胁——心脑血管疾病起到一定的预防效果。

（2）降糖、减肥 经常食用燕麦有利于糖尿病患者降糖、减肥。燕麦中含有极其丰富的亚油酸，对脂肪肝、糖尿病、浮肿、便秘等也有缓解功效，对老年人增强体力、延年益寿大有裨益的。

（3）通便 燕麦粥能通大便，很多老年人大便干燥，容易导致脑血管发生

意外，燕麦能解便秘之忧。

（4）补钙 燕麦可以改善血液循环，缓解生活工作带来的压力。含有的钙、磷、铁、锌等矿物质元素能预防骨质疏松、促进伤口愈合、防止贫血，是补钙佳品。

（5）辅助缓解糖尿病症状 燕麦含高蛋白质、低糖，是糖尿病人的极好食品，脂肪中较多的亚油酸可以降低胆固醇在心血管中的积累，降血脂。对动脉粥样硬化性冠心病，日进食100克燕麦米后，临床可见胆固醇、载脂蛋白B、甘油三酯及体重都明显降低。燕麦能辅助缓解因肝、肾病变，糖尿病等引起的继发性高脂血症。

2011年7月至10月，历时121天的时间，北京大学医学部专家组在内蒙古包头市展开了一场全胚芽裸燕麦米调理干预2型糖尿病患者的科研活动。来自全国15个省市的404位糖尿病患者，有96.5%的糖友餐前餐后血糖、糖化血红蛋白、脂肪肝以及胰岛细胞的修复等身体各项指标均得以改善，是全世界首次用一种粮食去干预糖尿病，并取得丰硕成果。

含有燕麦的饮食结构有助于长期控制能量摄入，缓解消化的碳水化合物对血糖的影响。燕麦纤维还可以减轻饥饿感，有助于减轻体重。

五、食用方法

燕麦经加工，可以制成去壳破壁的燕麦米、燕麦粉、燕麦饼干、燕麦片、燕麦糕点等。

燕麦比较常见的食用方法是用燕麦

米煮粥，燕麦粉也可做食物，也可以搭配牛奶什锦做成混合食品、松饼、甜酒和饮料，也常被加入汤、肉麦粥中，还可以用于制作蛋糕、果冻、啤酒和饮料。燕麦麸可以单独食用，如加入燕饼、蛋糕和面包里，也可以和其他食物一起食用。

西北地区的人们吃燕麦的方法，在面板上可推成刨花状的"猫耳朵窝窝"；可搓成长长的"鱼鱼"；用熟山药泥和莜面混合制成"山药饼"；用熟山药和燕麦拌成小块状再炒制成"谷垒"；将生山药蛋磨成糊状和莜面挂成丝丝的"圪蛋子"；小米粥煮拨鱼鱼的"鱼钻沙"；燕麦包野菜的"菜角"；更有直接地将燕麦炒熟加糖或加盐的"炒面"等，各具风味，百吃不厌。

燕谷坊燕麦米的食用方法如下：

● 煮粥

燕麦米与水的比例为1∶15，35分钟左右即可，也可以搭配红豆、南瓜、紫薯、绿豆等。

● 煮饭

燕麦米与大米的比例为1∶4，然后按照正常煮大米饭的水米比例就可以。

● 榨露

将适量燕麦米和水放入榨汁机，按照常规的榨汁程序即可，可配以苹果、香蕉等水果一起榨。

● 什锦果粒

将2匙蒸熟的燕麦米和1匙黑芝麻粉放在碗中，加入苹果丁和香蕉丁，加开水适量搅匀后用微波炉加热3分钟，取出滴入两滴橄榄油即可。

● 果干蜂糕

把燕麦、玉米面、黄豆面、葡萄干、枸杞混合，加入酵母粉拌匀，加水和成稍软的面团。面团醒发20分钟后，蒸25分钟关火即可。

黑麦

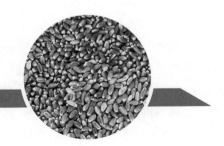

一、简介

黑麦（*Secale cereale* L.），是禾本科黑麦属一年或越年生草本作物。该麦种能制成黑麦面粉，富有营养，含淀粉、脂肪、蛋白质、维生素B和磷、钾等，因其蛋白质弹性较硬，常与小麦掺和做成黑面包，亦可用来做黑啤、榨油、酿酒、饲养家畜等。

黑麦适应于其他谷类不适宜的气候和土壤条件，在高海拔地区生长良好。在所有小粒谷物中，其抗寒力最强，生长范围可至北极圈。现广泛种植于欧洲、亚洲和北美。中国栽培于北方山区或在较寒冷地区。

二、营养成分

据测定，黑麦的蛋白质、脂肪、碳水化合物、干物质、18种氨基酸总量均高于普通小麦，其中苏氨酸比普通小麦高35.56%，缬氨酸对比高66.07%，甲硫氨酸对比高33.33%，亮氨酸对比高69.5%，苯丙氨酸对比高44.30%，赖氨酸对比高50%。同时，对人体有利的各种矿物质元素含量也很高，如铁和钾比普通小麦分别高81.4%和72.4%，钙比普通小麦高132.3%，磷比普通小麦高33.6%，锰比普通小麦高201.2%，锌含量为27.6%，维生素K比普通小麦高63.6%，而维生素K是人体生成凝血酶等因子不可少的重要元素。黑麦中所含硒元素是对人体健康很重要的微量元素，特别是每克黑麦含有0.5微克的碘元素，是其他麦类所没有的，碘是抑制甲状腺、乳腺癌，又确保婴幼儿发育正常的重要元素。

黑麦蛋白质含量约为17%左右，黑麦膳食纤维的含量是普通浅色小麦的3倍左右，高居所有谷物膳食纤维之首。

三、药用功效

目前鲜有黑麦药用功效的报道。

四、养生价值

（1）控糖、防糖尿病　黑麦营养丰富，是具有保健功能的特色食品也是一种很好的功能性食品。与其他食品相比，黑小麦具有辅助控制血糖上升的功效，是糖尿病患者的优质食品，也是中老年人预防三高、瘦身减肥的优质食品。

（2）预防癌症　黑麦富含多种特殊保健成分，科学研究表明，黑麦能促进健康、预防癌症和心血管疾病等。黑麦中含有的不溶性木酚素、异黄酮以及微量元素硒，均具有抗癌效果，经常食用黑麦食品可以辅助降低乳腺癌、前列腺癌和大肠癌等疾病的发病率。

（3）延缓衰老　黑麦中含有微量元素硒，可以有效清除人体体内氧自由基，延缓机体老化。

（4）降压、降脂　黑麦中富含可溶性黑麦纤维，可以降低血糖，降低胆固醇，阻止脂质过氧化，对高血压、高脂血症等疾病有明显的辅助改善功效。

（5）促进幼儿生长发育　黑麦中含有大量人体不能自行合成的氨基酸，其中赖氨酸含量是小麦的1.5倍，对于儿童生长发育不可缺少的组氨酸含量更是小麦的1.79倍，多食用黑麦及其制品，可以促进少年儿童健康发育。

（6）护齿壮骨　黑麦中含有的微量元素氟，是骨骼和牙齿的重要成分，经常食用黑麦及其制品可以预防龋齿和老年人的骨质疏松症等。

五、食用方法 | ★★★

● 黑麦乡村面包

原料：黑麦200克，富强粉300克，牛奶250克，无花果发酵水50克，盐4克，白砂糖12克，橄榄油20克。

做法：

（1）黑麦原粒洗净、炒干、打粉。

（2）在黑麦面粉中加入富强粉，拌匀，然后加入牛奶、无花果发酵水、盐、白砂糖，用面包机和成面团，28℃发酵1.5小时成两倍，用手按出大的气泡，折叠面团。

（3）发酵盆内放好黑麦面团，光滑的一面朝下放，加盖湿布室温发酵1小时。

（4）倒扣面团，用利刀割出十字纹路。

（5）烤箱上下火250℃，底层加一个烤盘，中下层放烤网预热20分钟。

（6）加100毫升水放入面团，250℃烤制15分钟。

（7）取出烤盘，降至230℃烤20分钟成熟出炉。

● 黑麦馒头

原料：黑麦200克，中筋面粉300克，酵母6克，白砂糖10克。

做法：

（1）两种面粉和白砂糖混合，酵母与30℃温水混匀。

（2）酵母水倒入面粉中，揉至三光后温暖处发酵，体积变成两倍大后按压无回缩就可以了。

（3）排气后整形，冷水上锅蒸15分钟。

粳米

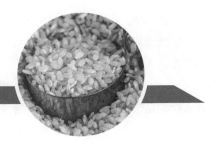

一、简介 | 🔍

粳米是大米的一种，是由粳稻（*Oryza saliva* subsp. *keng*）加工而成，别名大米、精米、硬米、白米、肥仔米，全世界有二分之一的人口以之作为主食。粳米在中国各地均有栽培，种植历史已有6900多年，是中国饮食文化的特产之一。粳米根据收获季节，分为早粳米和晚粳米。早粳米呈半透明状，腹白大，硬质粒少，米质较差；晚粳米呈白色或蜡白色，腹白小，硬质粒多，品质优。粳米其味甘淡，其性平和，每日食用，最是滋补之物。

二、营养成分

每100克粳米含热量2051千焦，碳水化合物76.8克，蛋白质7.7克，脂肪0.6克，膳食纤维1.3克，钾45毫克，磷98毫克，镁40毫克，钠29.5毫克，铁2.5毫克，钙29毫克，锌2.29毫克，铜0.5毫克，锰1.28毫克，硒22.8微克，维生素E 7.18毫克，维生素B_1 0.03毫克，维生素B_2 0.05毫克，维生素B_3 2.2毫克。

三、药用功效

性味：甘，微寒。

归经：入脾、胃经。

功效：补中益气，平和五脏，止烦渴，止泄，壮筋骨，通血脉，益精强志。用于泻痢、胃气不足、口干渴、呕吐、诸虚百损等。

《名医别录》：主益气，止烦，止泄。

《千金要方·食治》：平胃气，长肌肉。

《千金要方·食治》：味辛苦，平，无毒。生者冷，燔者热。

《千金要方·食治》：粳米能养胃气、长肌肉。

《食疗本草》：温中，益气，补下元。

《日华子本草》：壮筋骨，补肠胃。

《滇南本草》：治诸虚百损，强阴壮骨，生津，明目，长智。

《本草纲目》：利小便，止烦渴，养肠胃。

《七卷食经》：味甘，微寒。

《食鉴本草》：粳米能够补脾胃、养五脏、壮气力。

四、养生价值

（1）滋补养生　粳米味道甘甜清淡，性质平和，适合任何体质的人长期食用，每天吃粳米粥能滋补养生。李时珍《本草纲目》中记载养生方法："每日起食粥一大碗，空腹虚，谷气便作，所补不细，又极柔腻，与肠胃相得，最为饮食之妙诀也。"做粥的原料最好是粳米（大米的一种），因其性甘平，是健脾胃、培中气的良药。

（2）养胃健脾，生津止渴　粳米能养阴生津、除烦止渴、健脾胃、补中气、固肠止泻。用粳米煮粥时，浮在锅面上的浓稠液体（俗称米汤、粥油）可以补虚，对于病后、产后体弱的人恢复有辅助功效。

（3）缓解腹泻　粳米有助于缓解腹泻，将粳米磨成粉末，炒到焦黄干吃，每次3~6克，每天吃3次。

五、食用方法　★★★

● **海带粳米粥**

原料：海带（鲜）50克，粳米150克，绿豆50克，红糖5克。

做法：

（1）将海带洗净，切成3厘米长、0.5厘米宽的丝，备用。

（2）将绿豆、粳米淘洗干净，备用。

（3）加水适量，放入粳米、绿豆，先用旺火烧开，再改用小火熬粥。

（4）等粳米熬烂时，把海带丝撒入

锅内，再煮片刻。

（5）将红糖加入锅中搅匀，即可食用。

- **粳米韭白粥**

  原料：韭白30克，粳米100克。

  做法：

  （1）韭白洗净，粳米淘净。

  （2）韭白、粳米放入锅内，加清水适量，大火煮沸后，转文火煮至米烂成粥。

- **黑芝麻粳米粥**

  原料：黑芝麻25克，粳米50克。

  做法：

  （1）黑芝麻炒熟研磨备用。

  （2）粳米洗净与黑芝麻入锅同煮，旺火煮沸后，改用文火煮至成粥。

  功效：补益肝肾，滋养五脏。每日两次，早、晚餐食用，适于中老年体质虚弱者选用，并可以预防早衰。

- **绿豆蜜汁膏**

  原料：绿豆100克，粳米100克，糯米100克，杏仁50克，金银花100克，蜂蜜200克。

  做法：

  （1）绿豆洗净，用清水浸泡1小时；杏仁洗净用开水泡20分钟后，剥去仁皮，用粉碎机粉碎；粳米、糯米洗净，用清水浸泡1小时后，用粉碎机粉碎；金银花洗净，用开水浸泡1小时，捞出花用其汁。

  （2）锅置火上，放入绿豆，注入700克清水，煮沸后用小火将绿豆煮至脱皮，捞除绿豆皮。

  （3）在绿豆汤中倒入杏仁粉、米粉和金银花汁，不断搅动，煮沸后加入蜂蜜，待绿豆米糊浓稠熟透，离火放凉，倒入平盘中，放入冰箱凉透即成。

- **粳米松糕**

  原料：粳米5茶杯，啤酒，白砂糖，盐，大枣，鸡冠花，石耳，黑芝麻各适量。

  做法：

  （1）把粳米放入20℃水中泡8小时，捞出后磨成面。

  （2）粳米面100克里加入适量白砂糖、啤酒，以加水量45%的比例和面，30℃发酵8小时。

  （3）用于调料的大枣去核切丝，鸡冠花要挑红且嫩的洗净并捞取，炒黑芝麻。

  （4）把和好的面放在垫有干净麻布的松糕框或蒸锅里，并将大枣和鸡冠花、黑芝麻、石耳作为调料放在上面。

  （5）冒热气以后，再蒸20分钟以上。凉后切成菱形或四角形，即可食用。

附：食用宜忌

糖尿病患者应注意不宜多食。

籼米

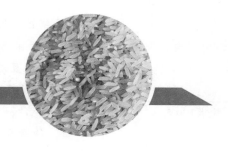

一、简介

籼米，是用籼型非糯性稻谷（籼稻，*Oryza sativa* L.subsp.*indica* Kato）制成的米，别名长米、仙米，禾本科一年生草本作物。米粒细长形或长椭圆形，蒸煮后出饭率高，黏性较小，米质较脆。根据稻谷收获季节，分为早籼米和晚籼米。早籼米米粒宽厚而较短，呈粉白色，腹白大，粉质多，质地脆弱易碎，黏性小于晚籼米，质量较差；晚籼米米粒细长而稍扁平，组织细密，一般是透明或半透明，腹白小，硬质粒多，油性较大，质量较好。

在国际市场上，按籼米米粒的长度分为长粒籼米和中粒籼米。长粒籼米形状细长，长与宽之比一般大于3，为蜡白色透明或半透明。性脆、油性大，煮后软韧有劲而不黏，食味细腻可口，是籼米中质量最优者。中粒籼米形状长椭圆形、较之长粒籼米稍肥厚，长宽比在2～3之间，一般为半透明，腹白多，粉质较多，煮后松散，食味较粗糙。质量不如长粒籼米。

二、营养成分

每100克籼米含热量1453千焦，碳水化合物77.5克，蛋白质7.9克，脂肪0.6克，膳食纤维0.8克，钾109毫克，磷112毫克，镁28毫克，钠1.7毫克，铁1.6毫克，钙12毫克，锌1.47毫克，铜0.29毫克，锰1.27毫克，硒1.99微克，维生素E 0.54毫克，维生素B_1 0.09毫克，维生素B_2 0.04毫克，维生素B_3 1.4毫克。

籼米中含碳水化合物75%左右，蛋白质7%～8%，脂肪1.3%～1.8%，并含有丰富的B族维生素，其蛋白质的生物价和氨基酸的构成比例都比小麦、大麦、小米、玉米等禾谷类作物高，消化率66.8%～83.1%，也是谷类蛋白质中较高的一种。

三、药用功效

性味：甘，微温。甘，平（《随息居饮食谱》）。

归经：入脾、胃经。

《本草撮要》：入手、足太阴经。

《本草再新》：入心、脾二经。

功效：补中益气，健脾养胃，益精强志。用于和五脏、通血脉、聪耳明目、止烦、止渴、止泻等。

《本草蒙筌》：温中健脉，益卫养

荣，长肌肤，调脏腑。

《本草纲目》：温中益气，养胃和脾，除湿止泄。

四、养生价值 | ↯

（1）益气养阴　籼米能益气、养阴、润燥、补气养心、养肝滋体、益精强志、和五脏、通血脉、聪耳明目、止烦、止渴、止泻。

（2）预防糖尿病　其糖分含量低，常食用籼米，对预防糖尿病有一定缓解功效。

（3）预防脚气病　经常食用籼米，可以预防脚气病，消除口腔炎症和口臭。

（4）提供B族维生素　籼米B族维生素的含量较高，是提供B族维生素的主要来源，籼米粥可以补脾、和胃、清肺；籼米汤可以益气、养阴、润燥，能刺激胃液的分泌，有助于消化，并能促进脂肪吸收。

五、食用方法 | ★★★

● **干贝鸡肉粥**

原料：籼米100克，干贝25克，鸡肉50克，荸荠50克，香菇（鲜）50克。

调料：猪油5克，料酒10克，盐2克，大葱3克，姜2克，胡椒粉1克。

做法：

（1）将干贝洗净，撕碎。

（2）鸡肉洗净切丝，两者一起放入盘内。

（3）加入料酒，上蒸锅蒸至烂熟。

（4）籼米洗净，用冷水浸泡1小时，捞出，沥干水分。

（5）香菇泡发回软，去蒂，洗净，切小丁。

（6）荸荠剥皮洗净，切成小丁。

（7）葱、姜洗净分别切末备用。

（8）锅中加入约1500毫升冷水，把籼米放入，先用旺火烧沸。

（9）放入香菇丁、荸荠丁、干贝和鸡肉丝，然后改用小火熬煮。

（10）粥将成时放入盐、猪油、葱末、姜末、胡椒粉，再稍煮片刻，即可盛起食用。

● **空心菜瘦肉粥**

原料：籼米100克，空心菜150克，荸荠50克，猪肉（瘦）50克。

调料：猪油（炼制）10克，盐2克，味精1克。

做法：

（1）籼米淘洗干净，用冷水浸泡片刻。

（2）空心菜择洗干净，拍破菜梗，切成蓉。

（3）猪瘦肉洗净，剁成肉末。

（4）荸荠去皮洗净，切成碎粒。

（5）锅内加入约1200毫升冷水，放入籼米，用旺火烧开。

（6）待米粒快开花时加入肉末、荸荠粒、空心菜，并调入猪油、盐及味精调味。

（7）继续煮至米烂肉熟即可。

● **扬州籼米蛋炒饭**

扬州蛋炒饭的前身即《食经》中所记的"碎金饭"。相传隋炀帝巡视江都时，此菜随之传至扬州。蛋炒饭的特点是饭菜合一，点菜合一。制作前，先要煮出软硬适度、颗粒松散的米饭，以蛋炒之，如碎金闪烁，光润油亮，鲜美爽口，被形象地称为"金裹银"。扬州蛋炒饭已名扬海内外，在国外众多的中餐馆中，大多能见到这一扬州名品。

原料：上白籼米饭500克，鸡蛋5个。

配料：水发海参25克，熟鸡脯肉25克，熟火腿肉25克，猪肉20克，水发干贝12克，上浆河虾仁5克，熟鸭肫1/2个，水发冬菇12克，冬笋12克，青豆12克。

调料：葱末7克，绍酒7克，盐15克，鸡清汤13克，熟猪油100克。

做法：

（1）火腿、鸭肫、鸡脯肉、冬菇、冬笋、猪肉均切成略小于青豆的方丁，鸡蛋打入碗内，加盐10克、葱末3克搅打均匀。

（2）炒锅上火烧热，舀入熟猪油35克烧热，放入虾仁划油至成熟，捞出沥油，再放入海参、鸡肉、火腿、冬菇、冬笋、干贝、鸭肫、猪肉煸炒，加入绍酒、盐3克、鸡清汤烧沸，盛入碗中作什锦浇头。

（3）炒锅置火上，放入熟猪油65克，烧至五成热时，倒入蛋液炒散，加入米饭炒匀，倒入一半浇头，继续炒匀，将饭的2/3分装盛入小碗后，将余下的浇头和虾仁、青豆、葱末5克倒入锅内，同锅中余饭一同炒匀，盛放在碗内盖面即成。

要点：扬州蛋炒饭用油量要适中，米饭一定要炒透。

糯米

一、简介

糯米是糯稻（*Oryza sativa L. var. Glutinosa Matsum*）脱壳的米，糯稻是禾本科一年生草本作物，是稻的黏性变种，其颖果平滑，粒饱满，稍圆。脱壳后的米，在中国南方称为糯米，而北方则多称为江米，外观为不透明的白色。

糯米含有蛋白质、脂肪、碳水化合物、钙、磷、铁、维生素B_1、维生素B_2、维生素B_3及淀粉等，营养丰富，为温补强壮食品，能补中益气，健脾养胃，止虚汗，对食欲不佳，腹胀腹泻有一定缓解功效。

长糯米即是籼糯，米粒细长，颜色呈粉白、不透明，黏性强。另有一种圆糯米，属粳糯，形状圆短，白色不透明，口感甜腻，黏度稍逊于长糯米，适合做粽子、酒酿、汤圆、米饭等。

长糯米生长在南方，因为气候原因，每年可以收获两季或三季。圆糯米生长在北方，气候较冷，所以只能收单季稻。

二、营养成分

每100克糯米含热量1457千焦，碳水化合物78.3克，蛋白质7.3克，脂肪1克，膳食纤维0.8克，钾137毫克，磷113毫克，镁49毫克，钠1.5毫克，铁1.4毫克，钙26毫克，锌1.54毫克，铜0.25毫克，锰1.54毫克，硒2.71微克，维生素E 1.29毫克，叶酸18.7微克，维生素B_1 0.11毫克，维生素B_2 0.04毫克，维生素B_3 2.3毫克。

三、药用功效

性味：甘，温。

《名医别录》：味苦。

《千金要方·食治》：味苦，温，无毒。

《日用本草》：味甘，平。

归经：入脾、胃、肺经。

《得配本草》：入手、足太阴经。

《本草撮要》：入手足太阴、阳明经。

功效：补中益气，健脾暖胃，固表止汗。用于脾胃虚寒、反胃、食少、泄泻等；胃表不固、自汗、多汗等；消化

道慢性疾病等。

《名医别录》：温中，令人多热，大便坚。

《名医别录》：已谓其温中坚大便，令人多热，是岂寒凉者乎？今人冷泄者，炒食即止，老人小便数者，作糍糕或丸子夜食亦止，其温肺暖脾可验矣。痘证用之，亦取此义。

《千金要方·食治》：脾病宜食，益气止泄。

《食疗本草》：治霍乱后吐逆不止，清水研一碗，饮之。

《本草拾遗》：主消渴。

《四产本草》：主痔疾，（糯米）以骆驼脂作煎饼服之，空腹与服。

《食性本草》：能行荣卫中血积。解芫青毒。

《本草纲目》：暖脾胃，止虚寒泄痢，缩小便，收自汗，发痘疮。

《本草纲目》：糯米性温，酿酒则热，熬饧尤甚。孟诜、苏颂，或言其性凉性寒者，谬说也。

《仁斋直指方》：痘疹用糯米，取其解毒，能酿而发之也。

《本经逢原》：糯米，益气补脾肺，但磨粉作稀糜，庶不黏滞，且利小便，以滋肺而气下行矣。若作糕饼，性难运化，病人莫食。

四、养生价值

（1）补中益气、健脾养胃 糯米味甘、性温，入脾、胃、肺经；能补中益气、健脾养胃、止虚汗。适宜肺结核、神经衰弱、病后产后者食用。

（2）缓解脾胃虚寒　适用于脾胃虚寒所致的反胃、食欲减少、泄泻和气虚引起的汗虚、气短无力、妊娠腹坠胀等症，对腹胀腹泻有一定缓解效果。糯米、红枣各适量，加水煮粥食，可以用于缓解胃寒痛、胃溃疡及十二指肠溃疡。

（3）缓解尿频症状　糯米能够收涩，对尿频盗汗有较好的辅助食疗效果。

（4）帮助消化　糯米可以帮助消化，也能安神，能够缓解疲劳和头昏眼花的症状，糯米的这些功效在做成醪糟酒酿以后更加突出，而且食用起来也更方便，不太受使用量的限制。

五、食用方法 | ★★★

糯米，又称作江米。因其口感香糯黏滑，常被用以制成风味小吃，如年糕、元宵、粽子等。糯米米质呈蜡白色，不透明或半透明状，吸水性和膨胀性小，后黏性大，口感滑腻，较难消化吸收。

● 糯米百合粥

原料：糯米、百合、莲子各适量。

做法：首先，将所有原料一一洗净，然后上锅点火，将水烧到半开时，倒入所有原料。糯米、百合、莲子的比例大概为4：1：1。将水烧到半开再将原料放入的原因是为了避免粘锅，而且可以利用这段时间泡一下米，当锅被烧开之后，将火调至小火，再慢慢熬制。而当锅再次被烧开的时候，这样好喝又具有滋补功效的糯米百合粥就做好了。

● 糯米卷

原料：长糯米300克，春卷皮10张，姜1小块，青豆仁50克，素火腿100克，香菇3朵；酱油6大匙，胡椒粉少许，味素2大匙。

做法：

（1）糯米、青豆仁洗净，火腿、香菇、姜切成末，与春卷皮备用。

（2）糯米加适量水放入电锅煮熟。

（3）以2大匙油起油锅，放入火腿、香菇、姜末及青豆仁炒1～2分钟。

（4）加入糯米饭、调味料拌匀。

（5）用春卷皮一一将糯米饭包卷起来，再放入热油中炸至呈金黄色即可。

● 牛奶红豆糯米糍

原料：糯米粉1/4杯，牛奶1/2杯，水3/4杯，红豆沙适量；色拉油1汤勺，红豆沙、椰蓉、芝麻适量。

做法：

（1）糯米粉加入开水、牛奶、色拉油搅拌均匀，揉成团。

（2）像包汤圆那样将红豆沙包入糯米面皮中。

（3）蒸笼上气后蒸10分钟。

（4）取出趁热滚上椰蓉或芝麻。

（5）冷食热食均可，也可以按照自己的口味将牛奶换成果汁或奶茶等，馅料也可以换用绿豆沙、花生酱等。

● 椰香糯米糍

原料：糯米粉3杯（约360克），澄粉1/2杯（约60克），酥油3大匙（约45克），白砂糖4大匙（约60克），红豆沙250克，椰蓉200克，樱桃4粒。

做法：

（1）糯米粉放盆中，另外用一个碗放入澄粉，冲入开水1杯，搅匀后倒入糯米粉中，再加入酥油（也可用猪油）

和白砂糖揉匀，做成粉团。

（2）将粉团分成12小份，并将豆沙分12小粒，每粒粉团按扁，包入豆沙1份，揉成圆球状，放在抹过酥油的盘内，入锅大火蒸10分钟取出。

（3）将椰蓉放盘内，每粒蒸好的糯米糍裹上一层椰子粉后，放入1小粒切碎的樱桃即可食用。

● **糯米丸子**

原料：紫糯米，圆糯米各200克。酸菜梗150克，花生粉50克，红辣椒末1条，姜末15克，香菇2朵，素高汤3大匙。素鸡粉1/4匙，白砂糖半匙，太白粉半匙，麻油少许。

做法：

（1）紫糯米，圆糯米拌均匀，加入冷水浸泡5小时，再加上淹过糯米的水量，入蒸锅蒸40分钟。

（2）酸菜梗、香菇切细丁和姜末、红辣椒末入锅爆香，加入素高汤，小火慢滚10分钟后下调料，即为酸菜馅。

（3）蒸熟的糯米饭各取35克，包入酸菜馅10克，花生粉1茶匙，再用手捏成圆球状，入蒸锅蒸3分钟即成。

附：验方

三消渴利方：糯谷（旋炒作爆蓬）、桑根白皮（厚者切细）等分。上每用秤一两许，水一大碗，煮取半碗，渴则饮，不拘时。（《三因方》梅花汤）

自汗不止方：糯米、小麦麸（同炒）。为末，每服三钱，米饮下，或煮猪肉点食。（《本草纲目》）

久泄食减方：糯米一升。水浸一宿，沥干，慢炒热，磨筛，入怀山药一两。每日清晨用半盏，入砂糖二匙，胡椒末少许，以极滚汤凋食，大有滋补，久服令人精暖，有子。（《刘长春经验方》）

下痢禁口方：糯谷一升。炒出白花，去壳，用姜汁拌湿，再炒为禾，海服一匙，汤下，三服。（《经验良方》）

虚劳不足：糯米入猪肚内蒸干，捣作丸子，日日服之。（《本草纲目》）

腹痛方：糯米一、二升。炒极热，盛长袋中，缚于痛处，细研八角茴香三钱，以盐酒随时服之。（《摄生众妙方》）

妊娠胎动、腹痛或下黄赤汁方：糯米一分，黄耆一两（锉），芎藭一两（锉）。上药，以水二大盏，煎至一盏三分，去滓，不计时候，分温三服。（《圣惠方》）

小儿头上生疮及肥疮疮方：糯米饭烧灰，入轻粉，清油调敷。（《普济方》）

圆江米

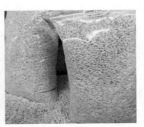

长江米

紫米

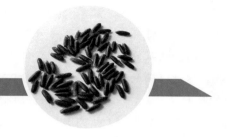

一、简介

紫米（Oryza sativa L.）别名紫糯米、接骨糯、紫珍珠，是较珍贵的水稻品种，分紫粳、紫糯两种。紫米颗粒均匀，颜色紫黑，食味香甜，甜而不腻；味甘，性温，能益气补血、暖胃健脾、滋补肝肾、缩小便、止咳喘等。

紫米煮饭，味道极香且糯，民间作为补品，有"药谷"之称。紫米熬制的米粥清香油亮、软糯适口，因其含有丰富的营养，具有很好的滋补效果，因此被人们称为"补血米""长寿米"。

二、营养成分

每100克紫米含热量1436千焦，碳水化合物75.1克，蛋白质8.3克，脂肪1.7克，膳食纤维1.4克，钾219毫克，磷183毫克，镁16毫克，钠4毫克，铁3.9毫克，钙13毫克，锌2.16毫克，铜0.29毫克，锰2.37毫克，碘3.8微克，硒2.88微克，维生素E 1.36毫克，维生素B$_1$ 0.31毫克，维生素B$_2$ 0.12毫克，维生素B$_3$ 4.2毫克。

紫米的蛋白质含量比一般粳米高1.37%；氨基酸总量高71.4%，特别是赖氨酸含量比一般粳米高96%；甲硫氨酸含量高240.7%；苏氨酸含量高113.5%。

另外，组氨酸也被确认为儿童的必需氨基酸之一，每100克紫米中含组氨酸365毫克，比一般粳米高100%，这充分说明，紫米氨基酸含量丰富，组成极佳，尤其适合儿童和老年人及孕妇的营养需要。

三、药用功效

性味：性平，味甘。

归经：入肝、脾经。

功效：补中益气，健脾养胃，理中，止虚汗。用于胃寒痛、消渴、夜尿频密等。

《本草纲目》：紫米能滋阴补肾、健脾暖肝、明目活血等。

现代医学认为，紫米能滋阴补肾、健脾暖肝、补血益气、增智补脑、增强新陈代谢、明目活血、治少年白发以及供孕妇、产妇补虚养生等。对贫血、高血压、神经衰弱、慢性肾炎等疾病均可以辅助缓解。

美国的最新研究显示，紫米中含有类似黑莓和蓝莓中的花青素，能抗氧化。花青素的抗氧化性能比维生素E高

50倍，比维生素C高200倍。

四、养生价值 | ✦✦

（1）普通大米呈弱酸性，而紫米呈碱性。

（2）紫米中粗纤维含量为1.4%。膳食纤维能充盈肠道、增加粪便体积、促进肠道蠕动、促进消化液的分泌、减少胆固醇吸收等。因此，经常食用紫米，对预防动脉硬化、防止肠癌大有益处。

（3）每千克紫米中的铁含量比普通粳米高248.3%，经常食用紫米，维持体内铁的平衡，对改善儿童的精神状态、使注意力集中、防治缺铁性贫血症、促进发育、增强抗病能力、防止疲劳、使皮肤恢复良好的血色等有一定功效。

（4）每千克紫米中的含锌量比普通精米高81.8%，经常食用紫米，能增强人体免疫力、提高人体抵抗感染疾病的能力、预防老年男性的前列腺肥大、加速人体内部和外部伤口愈合等。

（5）每千克紫米中的硒含量比普通粳米高17.8%，经常食用紫米，对减少自由基的形成以保护免疫系统、防癌、缓解女性更年期发热潮红及更年期的其他疾病、辅助预防心脏病及血液循环方面的疾病、减少头皮屑等有一定功效。

五、食用方法 | ★★★

与普通大米食用方法相同。紫米富含纯天然营养色素和色氨酸，下水清洗或浸泡会出现掉色现象（营养流失），因此不宜用力搓洗，浸泡后的水（红色）请随同紫米一起蒸煮食用，不要倒掉。

紫米属多色米，故黑米、红米、黄米的食谱，紫米皆适用，且效果更加明显。

● **煮粥**

与糯米按2∶1的比例掺和（即2/3的紫米和1/3的糯米），加入适量水，用高压锅熬粥30分钟，清香怡人，黏稠爽口，亦可以根据个人喜好加入适量黑豆、花生、红枣等，风味甚佳。

另外还可以制作炖排骨、包粽子、米粉粑、点心、汤圆、面包、紫米酒等。

附：紫米和黑米的区别

紫米和黑米是稻米中的珍品，是21世纪国际流行的"健康食品"。与普通稻米相比，黑米和紫米不仅蛋白质的含量高，必需氨基酸齐全，还含有大量的天然黑米色素、多种微量元素和维生素，特别是富含铁、硒、锌、维生素B_1、维生素B_2等。黑米和紫米中的膳食纤维含量也都十分丰富。

严格上讲紫米和黑米是两种米，虽同属于糯米类，但营养成分和功效有所不同，但是市面上一些经销商在销售时不注意细分，把紫米与黑米等同起来，一同当作黑米出售。

《本草纲目》和《神农本草经》中记载，黑米有滋阴补肾、健脾开胃、补中益气、活血化淤等功效。

据科学家测定，黑米含有16种氨基酸及铁、钼、锌等微量元素和维生素B$_1$、维生素B$_{12}$等营养物质，蛋白质含量比普通粳米高出50%。

我国民间把黑米俗称"药米""月家米"，作为产妇和体虚衰弱病人的滋补品，也用于改善孕产妇、儿童缺铁性贫血的状况。

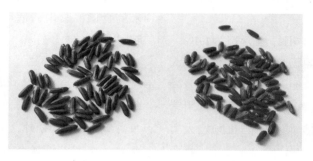

紫米　　　　　　　　黑米

薏米

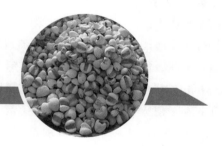

一、简介

薏米（*Coix chinensis* Tod.），别名薏苡仁、苡仁、药玉米、六谷子，为禾本科一年生或多年生作物薏苡的种仁。

由于薏米的营养价值很高，被誉为"世界禾本科植物之王"；在欧洲，它被称为"生命健康之禾"；在日本，最近又被列为防癌食品，因此身价倍增。

薏米可以用作粮食吃，味道和大米相似，且易消化吸收，煮粥、煲汤均可。米仁入药可以健脾、利尿、清热、镇咳。叶与根均作药用。

二、营养成分

每100克薏米含有下面的营养元素：能量1494千焦，碳水化合物69.10克，蛋白质12.80克，脂肪3.20克，膳食纤维2.0克，钾1.6毫克，磷217.0毫克，镁88毫克，钠3.6毫克，铁32.0毫克，钙42毫克，锌1.68微克，铜0.29微克，锰1.37微克，硒3.07微克，维生素E 2.08微克，胡萝卜素20微克，维生素B₂ 0.15毫克，维生素A（视黄醇当量）11.20微克。

三、药用功效 | ✔

性味： 甘淡，微寒，无毒。

归经： 入脾、胃、肺、大肠经。

功效： 清热利湿，除风湿，利小便，益肺排毒，健脾胃，强筋骨。用于风湿身痛、湿热脚气、湿热筋急拘挛、湿痹、水肿、肺萎肺痈、咳吐脓血、喉痹痈肿、肠痈热淋等。

《本草正》：薏苡，味甘淡，气微凉，性微降而渗，故能去湿利水，以其志湿，故能利关节，除脚气，治痿弱拘挛湿痹，消水肿疼痛，利小便热淋，亦杀蛔虫。以其微降，故亦治咳嗽唾脓，利膈开胃。以其性凉，故能清热，止烦渴、上气。但其功力甚缓，用为佐使宜倍。

《药品化义》：薏米，味甘气和，清中浊品，能健脾阴，大益肠胃。主治脾虚泻，致成水肿，风湿盘缓，致成手足无力，不能屈伸。盖因湿胜则土败，土胜则气复，肿自消而力自生。取其入肺，滋养化源，用治上焦消渴，肺痈肠痛。又取其味厚沉下，培植部，用治脚气肿痛，肠红崩漏。若咳血久而食少者，假以气和力缓，倍用无不效。

《本草述》：薏苡仁，除湿而不如二术助燥，清热而不如芩、连辈损阴，

益气而不如参、术辈犹滋湿热，诚为益中气要药。然其味淡，其力缓，如不合群以济，厚集以投，冀其奏的然之效也能乎哉？

《本草新编》：薏仁最善利水，不至损耗真阴之气，凡湿盛在下身者，最宜用之，视病之轻重，准用药之多寡，则阴阳不伤，而湿病易去。故凡遇水湿之症，用薏仁一、二两为君，而佐之健脾去湿之味，未有不速于奏效者也，倘薄其气味之平和而轻用之，无益也。

《本经疏证》：论者谓益气、除湿、和中，健脾，薏苡与术略似，而不知毫厘之差，千里之谬也。盖以云乎气，则术温而薏苡微寒，以云乎味，则术甘辛而薏苡甘淡。且术气味俱厚，薏苡气味俱薄，为迥不相侔也。此其义盖见于《金匮要略·痉湿暍篇》，曰湿家身烦疼，当与麻黄加术汤，发其汗为家，慎勿以火攻之。曰病者一身尽疼，发热日晡所剧者，此名风湿，此病伤于汗出当风，或久伤取冷所致也，可与麻黄杏仁薏苡甘草汤。夫身烦疼者，湿而兼寒；一身尽疼者，湿而兼风。寒从阴化，风从阳化。故身烦疼者，属太阳；发热日晡所剧者，属阳明。属太阳者宜发汗，属阳明者宜清热，发汗所以泄阳邪，清热所以折阳邪，质之以用术用桂者为发汗，薏苡则为清热矣。虽然，薏苡既治风湿，又主筋急铁拘挛，不能屈伸，彼风湿相搏，骨节疼烦，不得屈伸，风湿相搏，身体疼烦，不能自转侧，独不用薏苡何耶？

四、养生价值

薏米具有容易消化吸收的特点，是常用的中药，又是普遍常吃的食物。

（1）补益食品　薏米因含有多种维生素和矿物质元素，能够促进新陈代谢和减少胃肠负担，可作为病中或病后体弱者的补益食品。

（2）增强肾功能　经常食用薏米食品对慢性肠炎、消化不良等症有功效。薏米能增强肾功能，可以清热利尿，因此对浮肿者也有效果。

（3）美容　薏米中含有一定的维生素E，是一种美容食品，常食可以保持人体皮肤光泽细腻，消除粉刺、色斑，改善肤色，并且对于由病毒感染引起的赘疣等有一定的缓解效果。

（4）预防脚气　薏米中含有丰富的维生素B，对预防脚气病十分有益。

五、食用方法

● 薏米粥

薏米30～60克，粳米50克，同煮粥，用适量白砂糖调味食用。有健脾和胃、除湿利水、抗癌消炎的功效，适用于体虚、老年人浮肿、下肢脚气、食欲不振、脾虚腹泻、风湿痹痛，牛皮癣，湿疹，风湿腰病等症。此方可作为预防癌肿的一种辅助食疗措施，但孕妇不宜食。

● 薏米美容酒

薏米粉100克装瓶内，加入米酒400毫升浸泡，一周后即可饮用，每次服20毫升，若用橘汁、柠檬汁、苹果汁等水果汁调和饮用效果更好。能健肤美容、美艳肌肤，可缓解皮肤粗糙、皮肤扁平疣等症。

● 薏米八宝清凉补

薏米、淮山、莲子、大枣各40克，百合、沙参、芡实、玉竹各20克，共煮汤，加糖，连汤带渣服食，是夏天及体虚火旺不受温补之人的清凉补品。名曰"八宝清凉补"。

● 薏米莲子百合粥

薏米50克，莲子（去心）30克，百合20克，先煮烂，再与粳米50克同煮粥，用适量红糖（或蜂蜜）调味食用，可以健脾祛湿，润肺止泻，健肤美容。

● 薏米白果汤

薏米60克，白果（去壳）8～12枚，同煮汤，用适量白砂糖（或冰糖）调味食用，能健脾除湿、清热排脓。

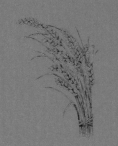

第二部分

豆菽类

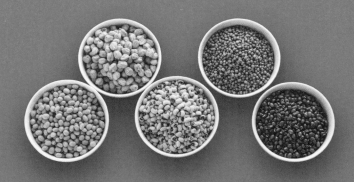

大豆

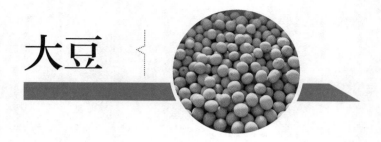

一、简介

大豆 [*Glycine max* (Linn.) *Merr*]，别名黄豆，豆科大豆属一年生草本作物，是世界上最重要的豆类之一。大豆原产中国，是中国重要的粮食作物之一，已有五千年栽培历史，古称菽，中国东北为主产区，是一种其种子含有丰富植物蛋白质的作物。大豆常用来做各种豆制品、榨取豆油、酿造酱油和提取蛋白质。从大豆中提取人类食用油之后，所剩副产品就是大豆饼粕，是优质的蛋白质饲料。

二、营养成分

每100克可食用部分含热量1503千焦，碳水化合物34.2克，蛋白质35克，脂肪16克，膳食纤维15.5克，钾1503毫克，磷465毫克，镁199毫克，钠2.2毫克，铁8.2毫克，钙191毫克，锌3.34毫克，铜1.35毫克，锰2.26毫克，硒6.61毫克，碘9.7毫克，维生素A（视黄醇当量）37毫克，维生素E（T）18.9毫克，维生素B$_1$ 0.41微克，维生素B$_2$ 0.2毫克，胡萝卜素0.4毫克，维生素B$_3$ 2.1毫克，维生素α-E 0.9毫克，维生素($\beta-\gamma$)-E 13.39毫克，维生素δ-E 4.61毫克。

三、药用功效

性味：平，甘。

《日用本草》：味甘，温。或云，寒。

《本草纲目》：生温，炒热，微毒。

《本草汇言》：味甘，气平，无毒。

归经：入脾、大肠经。

《本草求真》：入脾经。

《本草再新》：入心、脾二经。

《本草撮要》：入手足太阴、阳明经。

功效：健脾宽中，润燥消水，清热解毒，益气。用于糖尿病、青少年高血压、冠心病、动脉硬化、高血脂、癌症、营养不良、气血不足、缺铁性贫血等。

《食疗本草》：益气润肌肤。

《本草汇言》：煮汁饮，能润脾燥，故消积痢。

《日用本草》：宽中下气，利大肠，消水胀，治肿毒。

《本经逢原》：误食毒物，黄大豆生捣研水灌吐，诸菌毒不得吐者，浓煎汁饮之。

《贵州民间方药集》：用于催乳；研成末外敷，可止刀伤出血及拔疔毒。

四、养生价值 | ✨

黄豆制成的豆浆有"植物牛奶"之称，所含脂肪与氨基酸等物质较多，人们食用以后保健养生效果明显。

（1）降脂减肥 大豆中含有的植物固醇和亚油酸被人体吸收后能降低血液中的胆固醇，皂苷则能降低血液中甘油三酯，经常食用可以降低血脂。大豆中的亚油酸和亚麻酸还能促进人体内脂肪的分解与代谢，也能抑制人体对热量与糖类的吸收，既能预防肥胖，也能减肥瘦身。

（2）辅助降压 美国科学家研究发现，高血压患者的饮食中钠过多，而钾过少。大豆是高钾食物，可以促使体内过多的钠盐排出，有辅助降压的效果。

（3）预防阿尔茨海默病，提高记忆力 大豆中不但含有大量的植物蛋白质，还含有丰富的磷脂和固醇，这些物质都能直接作用于人类的大脑，滋养神经元，提高神经功能。中老年人多吃一些大豆能预防阿尔茨海默病，而处于发育期的青少年食用大豆以后，则能促进智力发育、提高记忆力。

（4）预防更年期综合征 中年女性多吃大豆，可以吸收丰富的大豆异黄酮，促进体内雌激素分泌，提高卵巢功能，延缓更年期出现，也能预防更年期综合征发生。大豆中含有的亚油酸和亚麻酸还能滋养肌肤，抑制黑色素生成，对美白肌肤有益处。

五、食用方法 | ★★★

大豆可以加工豆腐、豆浆、腐竹等豆制品，还可以提炼大豆异黄酮。其中，发酵豆制品包括腐乳、臭豆腐、豆瓣酱、酱油、豆豉、纳豆等，非发酵豆制品包括水豆腐、干豆腐（百叶）、豆芽、卤制豆制品、油炸豆制品、熏制豆制品、炸卤豆制品、冷冻豆制品、干燥豆制品等。另外，豆粉则是代替肉类的高蛋白质食物，可制成多种食品，包括婴儿食品。

● 香卤黄豆

原料：黄豆、青椒、红辣椒；桂皮、香叶、八角、花椒；盐、白砂糖、鸡精、生抽、老抽、香油。

做法：

（1）黄豆用凉水浸泡一夜，第2天捞出洗净。

（2）锅内热油，倒入桂皮、香叶、八角、花椒炒香。

（3）倒入黄豆翻炒片刻，加盐、白砂糖调味。

（4）倒入老抽与清水大火煮开转小火焖煮30分钟。

（5）捞出黄豆盛入大碗内。青椒、红辣椒切碎。

（6）在黄豆中加入盐、鸡精、生抽、香油调味。

（7）放入青椒、红辣椒全部搅拌均匀即可。

● 醋黄豆

醋黄豆中含有磷脂及多种氨基酸，经常食用能促进皮肤细胞的新陈代谢，促使机体排毒，令肌肤柔嫩光泽，还可以辅助治疗便秘，具有减肥、去斑、美白、清肝的功效，并有降低胆固醇、降血压、改善肝功能及延缓衰老的作用。醋有消食开胃、软化血管、降血脂等保健作用。

原料：黄豆500克，米醋500克（陈醋亦可），冰糖250克。

做法：

（1）黄豆洗净，浸泡6～8小时，再放上碟在锅里蒸20分钟，然后凉干加醋、加冰糖，放入密封瓶里浸泡。

（2）浸泡10～15天后即可食用。

● 油酥黄豆

原料：黄豆500克，食盐适量，植物油适量。

做法：

（1）将黄豆淘洗干净，加清水浸泡12小时左右。

（2）捞起泡好的黄豆，彻底沥干水分备用。

（3）坐锅点火，加油烧至五成热，慢慢倒入沥干的黄豆。

（4）转小火炸至色泽金黄，捞起沥油，晾凉。

（5）锅中油再次烧至七成热，倒入黄豆复炸一次，待颜色变成金红色时，捞起控油。

（6）炸好的黄豆装入盘中，撒上适量的食盐拌匀，放凉后即可食用。

● 凉拌酸辣黄豆

原料：干黄豆、洋葱、小尖椒、大蒜；米醋、盐、白砂糖、甜油（甜油是一种类似酱油的佐料，是苏北宿迁地区独有的调味品，历史悠久，市面上可以买到）。

做法：

（1）将干黄豆泡发，泡的过程中要更换两次清水。

（2）将泡好的黄豆跟冷水一起下锅煮熟，煮至面沙口感最好。

（3）将洋葱切成细碎状。

（4）小尖椒切成丁。

（5）大蒜瓣用夹蒜器夹成蒜泥。

（6）把切好的小尖椒丁、洋葱碎、蒜泥混合在碗内。

（7）然后加入适量的米醋、盐、白砂糖、甜油拌匀后倒入黄豆中。

（8）最后将全部材料翻拌均匀即可。

● 黄豆炖牛肉

原料：牛肉400克，黄豆200克，水2.5碗，白酱油半碗，深色酱油2茶匙，豆瓣酱少许，姜、蒜数片，糖少许，辣椒少许，八角2个，草果1颗拍碎，甘草2片。

做法：

（1）黄豆用水浸泡约4小时，洗净后沥干水分。

（2）锅中入油10克，将蒜、姜炒香，再加入牛肉翻炒。

（3）换成炖锅后，放入炒香的牛肉、黄豆、白酒、酱油、白砂糖、八角、香包1个（草果1颗拍碎，甘草2片）再次煮滚。

（4）改用小火继续焖煮3小时，即完成黄豆炖牛肉。

黑豆

一、简介

黑豆［*Glycinemax*（L.）*merr*］，别名乌豆、枝仔豆、黑大豆，为豆科作物大豆的黑色种子，原产于中国东北。

黑豆蛋白质含量36%，易于消化，对满足人体对蛋白质的需要具有重要意义；脂肪含量16%，主要含不饱和脂肪酸，吸收率高达95%，除满足人体对脂肪的需要外，还可以降低血液中胆固醇。黑豆含有丰富的维生素、黑色素及卵磷脂等物质，其中B族维生素和维生素E含量很高，具有营养保健功效。黑豆中还含有丰富的微量元素，对保持机体功能完整、延缓机体衰老、降低血液黏度、满足大脑对微量元素需求是必不可少的。

黑豆一直被人们视为药食两用的佳品。

二、营养成分

每100克黑豆含热量1595千焦，碳水化合物33.6克，蛋白质36克，脂肪15.9克，膳食纤维10.2克，钾1377毫克，磷500毫克，镁243毫克，钠3毫克，铁7毫克，钙224毫克，锌4.8毫克，铜156毫克，锰2.83毫克，硒6.79微克，维生素A（视黄醇当量）5毫克，维生素E（T）17.36毫克，胡萝卜素30毫克，维生素B_1 0.2微克，维生素B_2 0.33毫克，维生素B_3 2毫克。

三、药用功效

性味：甘，平。

《名医别录》：甘，平。

《医林纂要》：甘、咸、苦，寒。

归经：入脾、肾经。

《得配本草》：入足少阴经。

《本草再新》：入心、脾、肾三经。

《本草撮要》：入手足少阴、厥阴经。

功效：消肿下气，润肺清热，活血利水，祛风除痹，补血安神，明目健脾，补肾益阴，解毒，乌须黑发以及延年益寿。用于水肿胀满、风毒脚气、黄疸浮肿、风痹痉挛、产后疼、口噤、痈肿疮毒，可解药毒，制风热而止盗汗等。

《本草拾遗》：明目镇心，温补。久服，好颜色，变白不老。

《本草拾遗》：炒令黑，烟未断，及热投酒中，主风痹、瘫缓、口噤、产后诸风。

《神农本草经》：涂痈肿；煮汁饮，止痛。

《名医别录》：逐水胀，除胃中热痹，伤中淋露，下瘀血，散五藏结积内寒，杀乌头毒。炒为屑，主胃中热，去肿除痹，消谷，止腹胀。

《食经》：煮饮汁，疗温毒水肿，除五淋，通大便，去结积。

《食疗本草》：和饭捣涂一切毒肿；疗男女阴肿，以绵裹纳之；杀诸药毒；和桑柴灰汁煮之，下水鼓腹胀。

《食疗本草》：主中风脚弱，产后诸疾；若和甘草煮汤饮之，去一切热毒气，善治风毒脚气；煮食之，主心痛，筋挛，膝痛，胀满；杀乌头、附子毒。

《日华子本草》：调中下气，通经脉。

《本草纲目》：治肾病，利水下气，制诸风热，活血。煮汁，解礜石、砒石、甘遂、天雄、附子、射罔、巴豆、芫青、斑蝥、百药之毒；治下痢脐痛；冲酒治风痉及阴毒腹痛。

《本草纲目》："豆有五色，各治五脏，惟黑豆属水性寒，可以入肾。治水、消胀、下气，治风热而活血解毒，常食用黑豆，可百病不生。"药理研究结果显示，黑豆能够养阴补气，是强壮滋补食品。

《本草汇言》：煮汁饮，能润肾燥，故止盗汗。

《四川中药志》：治黄疸浮肿，肾虚遗尿。

四、养生价值 | ✦✦

传统中医认为，黑豆是一种既便宜，又有助于抗衰老，具有医食同疗的特殊功能食品。

（1）降胆固醇 黑大豆富含异黄酮、卵磷脂，二者均能抗动脉硬化、降胆固醇。又因黑大豆不含胆固醇，故可以抑制人体吸收胆固醇。

（2）预防动脉血管硬化 每100克黑豆蛋白质占36%～40%，是高品质的植物蛋白质，易于人体消化吸收。油脂占15%，主要是不饱和脂肪酸（油酸、亚麻油酸），可以促进血液中胆固醇的代谢。此外黑豆所内含的植物性固醇，可以与其他食物中的固醇类相互竞争吸收，从而加速粪便中固醇类的排出，避免过多胆固醇堆积在体内。已有初步的研究证实，烘烤黑豆能降低23%人体血浆中甘油三酯的浓度。

（3）补肾 豆乃肾之谷，肾虚的人食用黑豆可以祛风除热、调中下气、解毒利尿，可以有效缓解尿频、腰酸、女性白带异常及下腹部阴冷等症状。中医认为，肌肤的光泽润泽是靠肾气的滋养，肾气的充盈、温煦，是靠肾经的滋润。常吃黑豆既可以补充肾气，又可以补充肾阴。

（4）益脾 黑豆味甘，还入脾经，能健脾益气、祛水。如水肿、面部红肿，长期吃黑豆可以利水。

（5）缓解大脑老化 黑豆中约含2%的孵磷脂，能健脑益智，缓解大脑因老化而迟钝。黑豆中的不饱和脂肪酸在人体内能转化成卵磷脂，它是形成脑神经的主要成分。黑豆中所含的矿物质元素如钙、磷皆有缓解大脑老化迟钝、健脑益智的功效。日本科学家发现，黑豆中还有一种能提高强化脑细胞功能的物质。

（6）美容，抗衰老 古代很多重要药典都记载黑豆可以驻颜、明目、乌发，使肤质变白且细嫩。黑豆富含维生素E、花青素及异黄酮，这些成分具有抗氧化能力，能清除体内自由基，减少皮肤皱纹，对祛除色斑也有一定效果，有助于保持青春健美。

（7）预防便秘 黑豆中有5%的粗纤维及寡酸，它们不但能帮助肠道蠕动，使体内胀气与毒素顺利排出，还能改善便秘。而寡糖有利于双歧杆菌增殖，从而改善肠内菌群环境，具有整肠效果。黑豆皮为黑色，含有花青素，花青素是很好的抗氧化剂来源，能清除体内自由基，尤其是在胃的酸性环境下，抗氧化效果好，能增加肠胃蠕动。

五、食用方法 | ★★★

● 黑豆乳

原料：水、黑豆、白砂糖、全脂奶粉、蜂蜜。

做法：

（1）先将黑豆洗净，在清水中泡7～8小时，水要淹过黑豆2～3倍高。

（2）待黑豆泡软，倒掉水，把黑豆放入料理机中。根据料理机大小加入适量的黑豆、全脂奶粉、白砂糖、蜂蜜，加水量不要超过最高水位线。

（3）启用料理机十多分钟煮开，新鲜的黑豆乳就做好了。

● 黑豆豆浆

原料：黑豆、白砂糖、水。

做法：

（1）先将黑豆洗净，在温水中泡7～8小时，水要淹过黑豆2～3倍高。

（2）待黑豆泡软，倒掉水，把黑豆放入豆浆机（料理机）中。视豆浆机（料理机）大小加入适量的黑豆，加水量不要超过最高水位线。

（3）启用豆浆机十多分钟煮开，新鲜的黑豆浆就做好了。如果使用料理机，打出来的是生豆浆，要彻底煮熟了才能喝。

（4）可以按照自己的口味加入适量的白砂糖，这样口感会更好。

● 醋泡黑豆

原料：黑豆100克，米醋300毫升。约两星期的分量。

做法：将黑豆放在平底锅内，以中火炒黑豆，炒至表皮爆裂，将黑豆装入瓶子或罐子内，加入米醋，晾凉后将瓶盖封好，待黑豆吸收了醋，膨胀之后便可以食用。

计量：每天吃30粒即可。

● 黑豆鸡爪汤

原料：黑豆100克，鸡爪250克，盐适量。

做法：

（1）将黑豆拣去杂质，用清水浸泡30分钟，备用；鸡爪洗净，放入沸水锅中烫透。

（2）锅上火入水，将鸡爪、黑豆放入，先用武火煮沸，撇去浮沫，再改用文火煮至肉、豆烂熟，加盐调味即可食用。

● 黑豆乌鸡汤

原料：黑豆150克，何首乌100克，乌鸡1只，红枣10枚，姜5克，盐适量。

做法：

（1）将乌鸡宰杀去毛及内脏，洗净备用。

（2）黑豆放入铁锅中干炒至豆衣裂开，再用清水洗净，晾干备用。

（3）何首乌、红枣、姜分别洗净，红枣去核，姜刮皮切片，备用。

（4）加清水适量于锅内，用猛火烧沸，放入黑豆、何首乌、乌鸡、红枣和生姜，改用中火继续煲约3小时，加入盐适量，汤成。

附：验方

肾虚消渴方： 炒黑豆，天花粉各等分，研末，面糊和丸如梧桐子大，每服70丸，煮黑豆汤送下，一日两次。

肝虚眩晕方： 黑豆和醋同放于牛胆中，悬于通风处阴干，取出后每晚服7粒，日久自愈。

阴虚盗汗方： 黑豆衣15克、浮小麦15克，水煎服。

中老年白发方： 黑豆适量，蒸熟晒干，反复几次，日服两次，每次6克，嚼后淡盐水送下。

非遗传性白发方： 黑豆120克，米醋500毫升，以醋煮黑豆如稀糊状，滤渣，以洁净牙刷蘸白醋，外刷毛发，一日一次（皮肤病者不宜）。

脱发方： 黑豆500克，水1000克，文火熬煮，以水尽为度，取出放器皿上，微干时撒些细盐，装于瓶中，每服6克，一日两次，温开水送下。

妇女闭经方： 黑豆30克，红花8克，水煎后冲红糖50克温服。

小儿胎热方： 黑豆6克、甘草3克、灯芯草20厘米长、淡竹叶1片，水煎服。

高血压方： 黑豆200克，陈醋500克，浸一周后，每次嚼服30粒，一日三次。

老人肾虚耳聋、小儿夜尿方： 猪肉500克、黑豆100克，煮熟任意食之。

产后风气、血结方： 黑豆3升，炒热至烟出，装入酒瓶，浸一日后，每服此酒半小杯，一日三次，令微出汗，身润即愈。

男子便血方： 黑豆1升，炒熟，热酒浸之，去豆饮酒。

解巴豆中毒方： 水煎黑豆汁饮之。

妇女经闭方： 黑豆炒熟研末，每次10克，用苏木10克煎汤送服。

血丝虫病方： 黑豆、红糖各30克，薤白一把，水酒四杯，水六杯同煎，空腹时顿服。

解藤黄、斑蝥中毒方： 黑豆500克，煮浓汁冷饮。

青豆

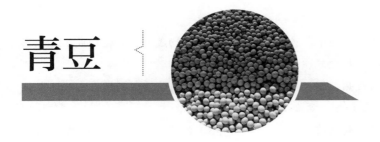

一、简介

青豆（*Pisum sativum* Linn.），别名青大豆，属于豆科大豆属一年生攀缘草本作物。按其子叶的颜色，又可分为青皮青仁大豆和绿皮黄仁大豆两种。原产于中国，全国各地均有栽培，以东北最著名，是中国重要的粮食作物之一，已有五千年栽培历史。

二、营养成分

每100克可食用部分含热量1561千焦，碳水化合物22.8克，蛋白质34.5克，脂肪16克，膳食纤维12.6克，钾718毫克，磷395毫克，镁128毫克，钠1.8毫克，铁8.4毫克，钙200毫克，锌3.18毫克，铜1.38毫克，锰2.25毫克，硒5.62毫克，维生素E 10.09毫克，维生素B_1 0.41毫克，维生素B_2 0.18毫克，胡萝卜素4.6微克，维生素B_3 3毫克，维生素A（视黄醇当量）9.5微克。

三、药用功效

性味：甘，平。

归经：入脾、肠经。

功效：健脾宽中，润燥消水。用于疳积泻痢、腹胀羸瘦、妊娠中毒、疮痈肿毒、外伤出血等。

现代医学认为，青豆能降低血液中的胆固醇，补肝养胃、滋补强壮，有助于长筋骨、悦颜面、乌发明目、延年益寿等。

四、养生价值

（1）保持血管弹性、健脑和减少脂肪肝形成 青豆富含不饱和脂肪酸和大豆磷脂，能保持血管弹性、健脑和防止脂肪肝形成。青豆中含有抗氧化成分，同时还可以缓解身体炎症，日常食用青豆可以为人体提供儿茶素及表儿茶素两种类黄酮抗氧化剂。青豆中的营养成分可以抵抗自由基引起的疾病，延缓身体衰老速度，可以消炎、光谱抗菌等。

（2）提供丰富的维生素 青豆除了含有蛋白质和膳食纤维，也是人体摄取维生素A、维生素C、维生素K和维生素B的主要来源之一。

五、食用方法 ★★★

● 青豆虾仁

原料：河虾375克；青豆75克，鸡蛋清40克，盐3克，味精2克，料酒2克，香油1克，淀粉5克，植物油30克。

做法：

（1）河虾去壳、洗净、沥干，放入蛋清、盐拌匀，再倒入淀粉搅匀。

（2）热锅加油至六成热，倒入虾仁小炒，捞起；倒入青豆翻炒，再倒入虾仁、味精、料酒翻炒，起锅前淋上香油即可。

● 肉沫青豆

原料：猪肉末400克，青豆比肉末多一些，青豆：肉末＝1.5：1，料酒适量，盐适量。

做法：

（1）热锅冷油，油温至八成熟，下肉末，大火不断翻炒，火候正旺时，放入少许料酒，后继续翻炒。

（2）翻炒至肉末八成熟，下青豆，继续翻炒。

（3）少加一点凉水，转至大火，盖上锅盖焖30秒。

（4）开锅盖，继续翻炒，并加入盐调味。

（5）再大火翻炒40秒至1分钟，即可出锅。

● 青豆火腿

原料：青豆适量，火腿半块，盐适量，蒜1粒。

做法：

（1）蒜切成末，火腿切成丁，青豆煮熟。

（2）锅内热油，蒜炒香，放入火腿翻炒。

（3）把煮熟的青豆放进去，翻炒即可。

● 蒜香青豆

原料：青豆、蒜、食用油、盐、水淀粉。

做法：

（1）青豆洗净沥干，蒜切碎。

（2）热油稍降温，倒入蒜碎爆香。

（3）倒入青豆稍翻炒后，加适量清水，烘至青豆熟透，汁水收少。

（4）盐调味，勾适量芡汁即可起锅。

● 青豆炒腊肠

原料：青豆、腊肠；姜、蒜、盐各适量。

做法：

（1）青豆用水洗净沥干水分，腊肠煮熟后切丁备用。

（2）热油爆香姜蒜末后下青豆。

（3）加入少量的水焖3分钟后加入少许盐。

（4）加入腊肠翻炒均匀即可出锅。

蚕豆

一、简介

蚕豆（*Vicia faba* L.），别名罗汉豆、胡豆、兰花豆、南豆、竖豆、佛豆，豆科野豌豆属一年生草本作物，为豆科作物蚕豆的种子。

蚕豆为粮食、蔬菜和饲料、绿肥兼用作物。原产于欧洲地中海沿岸、亚洲西南部至北非，相传西汉张骞自西域引入中原。蚕豆营养价值丰富，含8种必需氨基酸，碳水化合物含量为47%~60%。

二、营养成分

每100克蚕豆含热量1402千焦，碳水化合物59.8克，蛋白质21.6克，脂肪1克，膳食纤维3.1克，钾391毫克，磷200毫克，镁46毫克，钠4毫克，铁3.5毫克，钙16毫克，锌1.37毫克，铜0.39毫克，锰0.55毫克，硒2.02微克，维生素A（视黄醇当量）52微克，维生素C 16毫克，维生素E 0.83毫克，维生素K 13微克，维生素B_1 0.37毫克，胡萝卜素310微克，维生素B_2 0.1毫克，维生素B_3 1.5毫克，泛酸0.48毫克，叶酸260微克。

三、药用功效

性味：甘，平。

《本草纲目》：甘、微辛，平，无毒。

《食物本草》：味甘、咸、辛，平，无毒。

归经：入脾、胃经。

《本草求真》：入脾、胃经。

《本草再新》：入心、脾二经。

《本草撮要》：入手足太阴、阳明经。

功效：健脾，利湿。用于膈食，水肿。

《食物本草》：快胃，和脏腑。

《本草从新》：补中益气，涩精，实肠。

《湖南药物志》：健脾，止血，利尿。

中医认为，蚕豆性平味甘，能益胃、利湿消肿、止血解毒。

四、养生价值

（1）健脑　蚕豆含有调节大脑和神经组织的重要成分如钙、锌、锰、磷脂等，并含有丰富的胆石碱，有增强记忆力的健脑作用。

（2）调养脏腑　蚕豆含有8种必需氨基酸，碳水化合物含量为47%~60%，营养价值丰富，主利胃肠排泄，调和五脏六腑，能调养脏腑。

（3）预防心血管疾病 蚕豆中的蛋白质含量丰富，且不含胆固醇，可以提高食品营养价值，预防心血管疾病。

（4）降低胆固醇 蚕豆皮中的粗纤维有降低胆固醇、促进肠蠕动的作用。

五、食用方法 | ★★★

蚕豆的食用方法很多，蚕豆羹、蚕豆炒鸡蛋、鱼汁蚕豆瓣、雪菜蚕豆瓣酥、蚕豆素虾仁、蚕豆炖牛肉、蚕豆鲫鱼粥、香肠蚕豆饭、雪里蕻蚕豆蛋花汤、雪菜蚕豆炒饭、砂锅鲫鱼蚕豆汤、韭菜蚕豆、豌豆蚕豆浓汤、沙茶蚕豆鸡丁、蚕豆炖排骨。

● 蚕豆炒虾仁

原料：虾仁500克，嫩蚕豆120克，鸡蛋1个，油600克（实耗约50克）；盐、味精各4克，料酒15克，胡椒粉1克，姜3克，葱5克，湿淀粉20克，汤25克。

做法：

（1）将虾仁用葱、姜、盐、味精各1.5克和胡椒粉1克、料酒5克，拌匀淹一下，烹调时挑出葱姜，浆上湿淀粉（12克）和蛋清糊。

（2）蚕豆去皮掰成两半，开水汆过后再过冷水。葱、姜均切片。用味精、盐各3克，湿淀粉、料酒各8克和汤兑成汁。

（3）炒锅内留油少许，将蚕豆速炒后，下入虾仁，再翻炒几下，将兑好的汁倒入，汁开后翻匀即可。

● 茴香蚕豆

原料：蚕豆500克，八角1个，花椒1克，干辣椒3个，桂皮1小段，盐1茶匙（5克），水1000毫升。

做法：

（1）用水将新鲜蚕豆表面的浮土洗去。

（2）把水倒入锅中，待水煮沸后，把花椒、八角、干辣椒、桂皮和盐放入锅中。

（3）把蚕豆加入锅中后，再转小火慢慢煮制约8分钟。

（4）随后离火，捞出煮好的蚕豆以及锅内其他香料，晾干。

（5）最后将蚕豆盛入盘中即可。

● 清炒蚕豆

原料：蚕豆1千克，蒜2瓣，小葱4、5根，盐、白砂糖适量。

做法：

（1）热锅下冷油，油稍热后放蒜片，煸出香味，放蚕豆翻炒到豆子颜色变绿变深。

（2）加少量水，盖锅盖焖4~5分钟（没把握可以尝一下，豆子酥烂即可）加盐、少量白砂糖。

（3）最后放一大把葱花翻炒片刻就可以出锅了。

● 油炸蚕豆

原料：蚕豆300克，盐2茶匙，八角3粒，花椒2克，桂皮3克，调和油100克，草果2颗，香叶8片，姜2克。

做法：

（1）将蚕豆用清水泡2天，每天换清水。

（2）重新注入清水，放入盐、香叶、花椒、八角、桂皮、草果，于冰箱冷藏室泡制48小时以上。

（3）将蚕豆捞出沥干水分。

（4）锅烧热，锅中注入凉油，放入蚕豆。

（5）大火将蚕豆炸熟。

（6）捞出稍晾一下，再次放入油锅中复炸一次。

（7）捞出盛入盘中，可根据个人口味加入椒盐食用。

● 蚕豆炒蛋

原料：蚕豆200克，鸡蛋2个，小葱3根，姜3片。

做法：

（1）葱和生姜切末，备用；将2个鸡蛋打散，加入葱花搅打均匀。

（2）锅中倒适量油，烧热后，倒入鸡蛋液，一手握住锅柄微微晃动，一手拿筷子搅散蛋液；待蛋液凝固即可关火，将鸡蛋盛起。

（3）用锅中的底油爆香姜末，下入蚕豆煸炒，2分钟后加入适量开水（水量没过蚕豆），盖上盖子焖煮。

（4）至水煮干时，倒入炒好的鸡蛋，加适量盐，翻炒均匀，继续炒2分钟即可。

附：验方

膈食方：蚕豆磨粉，红糖调食。

水胀、利水消肿方：蚕豆一至八两。炖黄牛肉服。

水肿方：蚕豆二两，冬瓜皮二两，水煎服。

秃疮方：鲜蚕豆捣如泥，涂疮上，干即换之。如无鲜者，用干豆以水泡胖，捣敷亦效。

红小豆

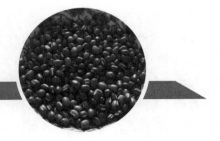

一、简介

红小豆 [*Vigna angularis*(Willd.) *OhwietOhashi*]，别名红赤豆、赤豆、小豆，为豆科豇豆属一年生直立或缠绕草本作物。中国南北均有栽培，美洲及非洲的刚果、乌干达亦有引种。种子供食用，煮粥、制豆沙均可。

二、营养成分

100克可食用部分含热量1293千焦，碳水化合物55.7克，脂肪0.6克，蛋白质20.2克，膳食纤维7.7克，钾860毫克，磷305毫克，镁138毫克，钠2.2毫克，铁7.4毫克，钙74毫克，锌2.2毫克，铜0.64毫克，锰1.33毫克，硒3.8微克，维生素E 14.36毫克，维生素B_1 0.16毫克，维生素B_2 0.11毫克，胡萝卜素3.2微克，维生素B_3 2毫克，维生素A（视黄醇当量）12.6微克。

另外，红小豆所含氨基酸中赖氨酸含量较高，还含有3种结晶性皂苷。

三、药用功效

性味：平，甘，酸。

归经：入心、小肠经。

功效：健脾利水，解毒消痈，消利湿热。用于各种类型水肿、肾脏性水肿、心脏性水肿、肝硬化腹水、营养不良性水肿、肥胖等。

《本草纲目》：消热毒，散恶血，除烦满，通气，健脾胃，令人美食。捣末同鸡子白，涂一切热毒痈肿。煮汁，洗小儿黄烂疮，不过三度。缩气行风，坚筋骨，抽肌肉。久食瘦人。散气，去关节烦热，令人心孔开。暴痢后，气满不能食者，煮食一顿即辟瘟疫，治产难，下胞衣，通乳汁。和鲤鱼、鳢鱼、鲫鱼、黄雌鸡煮食，并能利水消肿。

《名医别录》：疗寒热，中消渴，止泄痢，利小便，下腹胀满，吐逆卒。

《神农本草经》：下水肿，排痈肿脓血。

《傣药》：种子治水肿胀满、脚气浮肿、黄疸尿赤、风湿热痹、疮痈腹痛、痔漏下血、丹毒、疔疮。

《傈僳药》：种子治水肿、脚气、小便不利、疮痈肿毒。

现代医学认为，红小豆能利水消肿、解毒疗疮，对于水肿胀满、湿热黄疸、痈肿热毒等均可应用。红小豆擅长利水祛湿，故水肿、泻痢、黄疸多用之，并为缓和的清热解毒药及利尿药，浸水后捣烂外敷，缓解各种肿毒。另外，红小豆能抑制金黄色葡萄球菌、福氏痢疾杆菌、伤寒杆菌。

四、养生价值

（1）清热解毒　红小豆性平，味甘、酸，能利湿消水肿、清热退黄、解毒排脓。

（2）利尿　红小豆对于因肾脏、心脏、肝脏、营养不良、炎症等多种原因引起的水肿均有消肿利尿作用。

（3）催乳　红小豆叶酸含量丰富，对产妇、乳母有催乳作用。

（4）减肥、消肿　红小豆能润肠通便、降三高（降血压、降血脂、降血糖）、预防结石、瘦身减肥。红小豆中含有一种可以祛除人体多余水分的物质，因此可以起到消肿的作用。

（5）补血养颜　红小豆含有丰富的铁元素，红小豆加红枣煮汤，加点红糖，坚持吃，可以预防贫血，同时可以使脸色红润。

（6）助消化　红小豆中富含膳食纤

维，红小豆可以增强肠胃消化能力，减轻便秘。

五、食用方法｜★★★

● **红小豆粥**

原料：红小豆50克，大米100克，白砂糖少许。

做法：

（1）红小豆和大米同放入锅中。

（2）大火煮开，改用文火熬煮。

（3）食用时，放入白砂糖即可。

● **红小豆山药粥**

原料：红小豆50克，山药200克，大米50克。

做法：

（1）将红小豆先用水浸泡，山药去皮洗净，切成小方丁。

（2）大米去沙洗净。

（3）在锅里放适量水，置旺火上，将红小豆放入锅中煮烂，再放入大米煮烂，最后加入山药丁继续煮至山药熟烂即可。

● **红小豆紫米美颜粥**

原料：红小豆50克，紫米50克，花生20克，枣（干）10颗，红糖适量。

做法：

（1）准备所有材料，红枣、花生、紫米提前浸泡一晚。

（2）除了红糖以外，其于原料放入砂锅加水熬煮1小时。

（3）1小时后调入红糖即可。

● **红小豆饭**

原料：红小豆1碗，大米1碗。

做法：

（1）红小豆洗净，温水浸泡。

（2）倒入小锅内煮开，5分钟后熄火，让煮熟的红小豆自然冷却。

（3）取适量大米和红小豆放入电饭煲内，加入煮红小豆的汤和适量清水，按下煮饭键。

（4）等到米饭煮熟，即可食用。

● **自制红豆沙**

原料：红小豆400克，冰糖100克，猪油（板油）80克。

做法：

（1）准备红小豆，挑去杂质。红小豆洗净后，浸泡2小时左右。

（2）将红小豆倒入砂锅中，加入足量的水煮开，关火焖半小时，再次开火煮开，再关火焖半小时，反复几次，豆子容易熟。

（3）煮好的红豆吸饱水变得饱满，达到用手轻捻就碎的状态即可关火，煮好的红小豆连同红小豆水一起盛出。

（4）将红小豆和汤汁一起放入搅拌机中，将红小豆搅打成蓉。

（5）平底锅中，加入猪油，开火溶化。

（6）加入豆沙蓉，转中小火的状态煸炒。

（7）冰糖提前用白捣碎，之后将冰糖碎加入到豆沙中，继续煸炒。

（8）煸炒至油分完全融入到豆沙馅中，豆沙馅显得极其细腻顺滑。

（9）最后炒到豆沙馅收干，有点粘底的状态即可。

附：红小豆和赤小豆的区别

（1）从外形来看　大体来说两者形状不同，红小豆比较圆，赤小豆是细长的，稍扁。

（2）从本质来看　赤豆别名赤小豆、小豆，属于一年生草本作物。种子椭圆或长椭圆形，一般为赤色。原产于亚洲，中国栽培较广。种子富含淀粉、蛋白质和B族维生素等，可作粮食和副食品，并可供药用。红小豆含有丰富的营养元素，如蛋白质、碳水化合物、脂肪、膳食纤维、各种维生素、胡萝卜素、无机盐等，吃红小豆对人体有滋补作用。

（3）从用途来看　红小豆的体积比较大，最常见用途就是用来做美味的红豆沙糖水。而赤小豆体积比较小，最适合用来煲汤或者煮粥，有利尿、消除水肿的作用，非常适合产妇食用。

（4）从口感来看　赤小豆质地坚硬，难以煮烂，适合用适量的糖调味，但不宜放盐，否则不利于水分的排出。红小豆则更软，容易出沙，口感绵密。就纯口感的角度来讲，红小豆更适合食用。

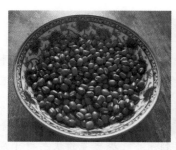

红小豆

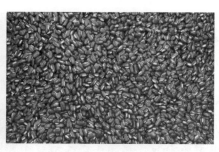

赤小豆

绿豆

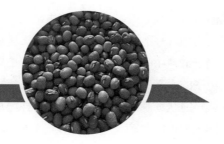

一、简介 | 🔍

绿豆 [*Vigna radiata* (Linn.) *Wilczek*]，别名青小豆（因其颜色青绿而得名）、菉豆、植豆等，属于豆科豇豆属一年生作物。在中国已有两千余年的栽培史。

绿豆种子和茎被广泛食用。绿豆清热之功在皮，解毒之功在肉。绿豆汤是家庭常备夏季解暑饮料，清暑开胃，老少皆宜。

二、营养成分 | 🕸

每100克可食用部分含热量1335千焦，碳水化合物62克，蛋白质21.6克，脂肪0.8克，膳食纤维6.4克，钾787毫克，磷337毫克，镁125毫克，钠3.2毫克，铁6.5毫克，钙81毫克，锌2.18毫克，铜1.08毫克，锰1.11毫克，硒4.28微克，维生素A（视黄醇当量）22微克，维生素B_1 0.25毫克，维生素B_2 0.11毫克，维生素E 10.95毫克，胡萝卜素130微克，维生素B_3 2毫克。

绿豆所含蛋白质主要为球蛋白，并含有甲硫氨酸、色氨酸、酪氨酸等多种氨基酸；在所含磷脂中有磷脂酰胆碱、磷脂酰乙醇胺、磷脂酰肌醇、磷脂酰甘油，磷脂酰丝氨酸等成分。

三、药用功效 | ✔

《开宝本草》：主丹毒烦热，风疹，热气奔豚，生研绞汁服。亦煮食，消肿下气，压热解毒。

《本经逢原》：明目。解附子、砒石、诸石药毒。

《随息居饮食谱》：绿豆甘凉，煮食清胆养胃，解暑止渴，利小便。

《本草纲目》：厚肠胃。作枕，明目，治头风头痛。除吐逆。治痘毒，利肿胀。

《日华子本草》：益气，除热毒风，厚肠胃；作枕明目，治头风头痛。

《本草汇言》：清暑热，静烦热，润燥热，解毒热。

《本草述》：治痰喘及鮈蛤。

《千金要方·食治》：治寒热、热中，止泄痢、卒澼，利小便胀满。

四、养生价值 | ⚡

（1）抗菌抑菌 绿豆中的某些成分有抑菌作用。抑菌实验证明，绿豆衣提取液对葡萄球菌有抑制作用。另据有关研究，绿豆所含的单宁能凝固微生物原生质，可产生抗菌活性。

（2）降血脂　有研究者用70%的绿豆粉，或发芽绿豆粉，混于饲料中喂养兔子，结果发现对实验兔子的血脂升高有预防作用，并能明显减轻冠状动脉病变。将绿豆水醇提取物拌入饲料喂养动物，连续7天，证实对正常小鼠和大鼠的血清胆固醇有明显降低作用。

（3）抗肿瘤　有实验发现，绿豆对某种小鼠肺癌和肝癌有一定的预防作用。另有实验证实，从绿豆中提取的酶，对某种小鼠白血病细胞和人白血病细胞有明显的抑制作用，并随酶剂量增加和作用时间延长，抑制效果明显增加。

（4）解毒　绿豆中的蛋白质可与有机磷农药、汞、砷、铅等结合形成沉淀物，使之减少或失去毒性，并不被吸收。

（5）消暑　高温出汗会使机体丢失大量的矿物质和维生素，导致内环境紊乱。绿豆含有丰富的无机盐、维生素，在高温环境中以绿豆汤为饮料，可以及时补充损失的营养物质，以达到清热解暑的功效。

（6）提高免疫功能　绿豆所含有的生物活性物质如香豆素、生物碱、植物固醇、皂苷等可以增强机体免疫能力，增加吞噬细胞的数量或吞噬能力。

五、食用方法 | ★★★

● 自制绿豆沙

原料：绿豆250克，食用油100克，白砂糖200克，熟面粉15克。

做法：

（1）绿豆提前用清水泡发。

（2）清洗干净，加入适量水，放入压力锅中煮至软烂（水不要过多，大约高于绿豆面1～2厘米即可）

（3）将煮烂的绿豆倒入料理机中，搅拌成绿豆泥。

（4）将搅拌好的绿豆泥倒入锅中，加入白砂糖，搅拌均匀，煮至白砂糖溶化。

（5）分三次加入食用油，每次加入后都要翻炒至油和绿豆泥完全融合。

（6）再炒片刻，待绿豆沙能成团的时候加入熟面粉。

（7）炒至绿豆沙不粘锅且抱成团，即可装入面盆里晾凉，凉后会变得更干。

● 绿豆糕

原料：绿豆800克，奶油60克，奶粉50克，白砂糖100克，花生油60克，水适量。

做法：

（1）绿豆洗净，放入冷水锅中，大火煮熟。

（2）煮熟的绿豆用筛子将绿豆汤筛在别的容器中，绿豆放入碗中，晾凉。

（3）用搅拌机搅成绿豆泥，然后用纱布尽量挤出绿豆泥中的水分。

（4）平底锅烧热，加入1/3的花生油，待油温升高后，中火炒绿豆泥。

（5）待花生油被绿豆泥吸收以后，再次重复两次第4步。

（6）加入奶粉、奶油、白砂糖继续炒。要用铲子不停地翻炒，直到绿豆泥炒成可以掰开的绿豆沙。

（7）将绿豆沙分成35克一个的小球。然后用月饼模具直接扣出一个个漂亮的绿豆糕。

（8）依次做完所有的绿豆糕，就做好了。吃不完的用保鲜膜封好放入冰箱冷藏，可以保存4～5天。

● 绿豆冰

原料：绿豆、炼奶、蜂蜜、碎冰块适量。

做法：

（1）绿豆提前泡水12小时。

（2）将泡好的绿豆煮至熟烂。

（3）冷却后放置冰箱冷藏2小时。

（4）加入适量炼奶，兑入适量蜂蜜。

（5）再加入一些冰块即可。

● 香浓腊八粥

原料：紫米、糯米、红小豆、绿豆、花生、葡萄干、薏米均适量；桂圆、莲子、红枣、冰糖均适量。

做法：

（1）红小豆、花生、莲子多淘洗几遍，用水隔夜泡上。

（2）紫米洗净隔夜泡上。

（3）电饭锅中加适量冷水，加入泡好的红小豆、花生、莲子。

（4）再加入隔夜泡好的紫米（连泡米水一起倒入锅中），接通电源，按至"煮饭"键，盖上盖。

（5）绿豆和薏米洗净，用水稍泡一小会儿。

（6）桂圆剥去外皮，跟葡萄干、糯米一起淘洗干净。

（7）锅中的水煮沸后加入绿豆和薏米。

（8）再加上桂圆、葡萄干和糯米，搅动一下，加锅盖，继续煮。

（9）再次煮沸后约10分钟，加入洗净的红枣。

（10）继续煮约半个多小时，加入适量冰糖。

（11）继续煮至米和豆开花、粥黏稠即可，关掉电源，焖约10分钟即可出锅。

附：食用宜忌

（1）老人、儿童以及体质虚弱者不宜多食 因为绿豆中蛋白质含量比鸡肉还多，大分子蛋白质需要在酶的作用下转化为小分子肽、氨基酸才能被人体吸收。这类人群的肠胃消化功能较差，很难在短时间内消化掉绿豆蛋白，容易因消化不良导致腹泻。

（2）正在服用各类药物的人不宜食用 绿豆的解毒成分会分解药效，影响治疗。

（3）体质寒凉的人群不宜食用 日常现出腰酸腿疼、拉肚子、四肢冰凉并且乏力，这些都是体质寒冷的表现，这类人群如果将绿豆泡水喝，可能会加重这些不适症状。

（4）孕妇不宜多喝绿豆水 绿豆所含有的赖氨酸高于其他的食物，并且其他营养物质也含量丰富。所以，如果怀孕期间的女性需要补锌或者是预防怀孕期间水肿，那么可以吃绿豆，效果较好。但是，绿豆性寒凉，如果过量服用，孕妇的身体会变得阴虚，特别是体虚者食用绿豆更应该注意。

豇豆

一、简介 | ⊕

豇豆 [*Vigna unguiculata* (Linn.) *Walp*]，别名角豆、姜豆、带豆、挂豆角，豆科豇豆属一年生作物。广泛分布于中国河南、山西、陕西、山东、广西、河北、湖北、四川等地。

关于豇豆的起源问题，Purseglove 认为起源地可能是热带非洲，因为在那里可以找到野生物种。他还认为早期豇豆是通过埃及和其他阿拉伯国家传至亚洲及地中海地区的。但据我国文献记载，《广韵》一书即有"豇"字，此书原在601年成书已佚，历经重修，现存宋代陆彭年等重修本。北宋《图经本草》有豇豆的记载，苏轼有咏豇豆的诗；到明代，自朱橚撰的《救荒本草》以来，《便民图纂》《本草纲目》等多种书志都有豇豆的记载，可见明代已广泛栽培豇豆。根据上古书籍记载，可能我国亦为豇豆原产地之一。

二、营养成分 | 🍲

每100克可食用部分含热量1348千焦，碳水化合物58.5克，蛋白质19.3克，脂肪1.2克，膳食纤维7.1克，钾737毫克，磷344毫克，镁36毫克，钠6.8毫克，铁7毫克，钙42毫克，锌3.04毫克，铜2.1毫克，锰1.07毫克，硒5.74微克，维生素A（视黄醇当量）10微克，维生素B_1 0.07毫克，维生素B_2 0.07毫克，维生素C 18毫克，维生素E 8.16毫克，胡萝卜素3微克，维生素B_3 1.9毫克。

三、药用功效 | ✔

性味：性平，味甘、咸。

《滇南本草》：味平。

《本草纲目》：甘咸，平，无毒。

《本草从新》：甘涩，平。

归经：入脾、肾经。

《得配本草》：入足太阴经气分。

《本草求真》：入肾，兼入胃经。

功效：理中益气，补肾健胃，和五脏，调养颜身，生精髓，止消渴，治呕吐、痢疾，止尿频，可解鼠蛇之毒。用于脾胃虚弱、泻痢、吐逆、消渴、遗精、白带、白浊、小便频数等。

《滇南本草》：治脾土虚弱，开胃健脾。

《本草纲目》：理中益气，补肾健胃，和五脏，调营卫，生精髓。止消渴，吐逆，泄痢，小便数，解鼠莽毒。

《本草从新》: 散血消肿，清热解毒。

《医林纂要》: 补心泻肾，渗水，利小便，降浊升清。

《四川中药志》: 滋阴补肾，健脾胃，消食。治食积腹胀，白带、白浊及肾虚遗精。

中医认为，豆角类蔬菜味甘性平，能化湿补脾、调理消化系统、补肾止泄、益气生津，对脾胃虚弱者尤其适合。现代营养学数据显示，其蛋白质含量较一般蔬菜偏高，各种维生素和矿物质含量也较丰富，因此豆角也被誉为"蔬菜中的肉类"。

四、养生价值 | ✿✿

（1）补充营养 豇豆提供了易于消化吸收的优质蛋白质，适量的碳水化合物及多种维生素、微量元素等，可以补充机体营养素。

（2）帮助消化，增进食欲 豇豆所含B族维生素能维持正常的消化腺分泌和胃肠道蠕动，抑制胆碱酶活性，可以帮助消化，增进食欲。

（3）促进合成抗体 豇豆中所含维生素C能促进抗体的合成，提高机体抗病毒能力。

（4）辅助缓解糖尿病 豇豆的磷脂能够促进胰岛素分泌，参加糖代谢，是糖尿病患者的理想食品。

五、食用方法 | ★★★

● 豇豆茄子

原料: 豇豆、茄子。

做法:

（1）茄子去皮洗净切条，豇豆切段焯水、拔凉备用。

（2）炒锅加底油葱姜块爆香。加入茄子、豇豆翻炒，添汤，加入盐、味精、鸡粉、少许酱油，熟烂即可。

● 豇豆肉丝

原料: 豇豆、肉丝、蒜适量。

做法:

（1）肉切细丝，加盐、酱油、淀粉腌制10分钟。

（2）处理豇豆。把豇豆的头去掉一些，然后切段，长短依个人喜好。然后用清水浸泡30分钟。

（3）锅中放底油，油热，倒入腌制好的肉丝煸炒1分钟，盛出待用。

（4）锅中放底油，油热，加点干辣椒、姜丝爆10秒，然后倒入洗好的豇豆。

（5）煸炒1分钟加盐和拍碎的蒜瓣，再煸炒2分钟。然后倒入待用的肉丝炒30秒，锅里加点水。

（6）盖锅盖水开后加盐、味精调味就可以起锅了。

● 鱼香豇豆

原料: 豇豆350克，花椒1克，干辣椒2克，姜10克，葱15克，蒜25克，剁椒30克，白砂糖3克，盐2克，酱油20毫升，醋15毫升，香油5毫升，牛肉粉1克，食用油30毫升，黄酒10毫升。

做法:

（1）制作鱼香汁：姜末、蒜末、葱末、剁椒、白砂糖、酱油、醋、香油、牛肉粉拌匀。

（2）主料豇豆掐去两头，洗净。

（3）豇豆切成寸段，豇豆入锅焯水断生，捞出后放入冷水中，拔凉后捞出沥干。

（4）热锅热油，待油热后放入花椒、干辣椒，煸香后捞出，放入豇豆、黄酒翻炒至八、九成熟。

（5）倒入鱼香汁中火翻炒入味，根据口味加盐调整即可。

- ● 炝拌豇豆

原料： 豇豆、大蒜、葱、熟白芝麻、干辣椒、盐、味精。

做法：

（1）豇豆择洗干净切长短约5厘米。

（2）大蒜和葱切末，干辣椒剪成小段备用。

（3）锅内烧开水，在水中放入少许的盐和食用油，放入豇豆焯烫3分钟，捞出立即浸泡在清水中冷却。

（4）捞出豇豆切段，用盐、味精码味后装入盘中，依次放入葱末、蒜末、辣椒段，用滚烫的油浇入盘中，最后撒入熟白芝麻即可。

- ● 响油豇豆

原料： 豇豆、小辣椒、生姜、大蒜、香油、白糖、生抽、香醋。

做法：

（1）豇豆择去老茎，切成小段；小辣椒切段。水烧开后倒入豇豆段、辣椒段，加少许玉米油、盐，汆烫3～4分钟左右。

（2）生姜、大蒜剁成细蓉，加入适量白糖、生抽、香醋，烧热1大匙香油浇在碗内，成为调味料。

（3）汆烫好的豇豆捞出，浸泡在冰水里凉透以后，捞出充分沥干水分。

（4）将调味料和豇豆、辣椒拌匀即可。

附：食用宜忌

（1）适用人群　一般人群均可食用，尤其适合糖尿病、肾虚、尿频、遗精及一些妇科功能性疾病患者多食；气滞便结者应慎食豇豆。

豇豆含有能促进胰岛素分泌的磷脂，可以参与糖代谢，是糖尿病患者的理想食品。脾胃虚弱、消化不良、食积腹胀、口渴、多尿、妇女带下、肾虚、肾功能衰竭、脚气病、尿毒症者以及老年人适宜食用。此外，豇豆煮熟再加适量调味品，最适宜消化不良者食用，而且效果显著。

（2）忌食　豇豆性味平和，但不宜多食，否则会产生不良后果，尤其气滞便结者更应慎食。此外，豇豆与粳米一起煮粥食用不宜一次过量，以防产气腹胀。

豇豆要烹饪热透食用，不熟的豇豆易导致腹泻、中毒。

豌豆

一、简介

豌豆（*Pisum sativum* Linn.），别名青豆、麦豌豆、寒豆、麦豆、雪豆、荜豆、麻累等，豆科豌豆属一年生攀援作物。世界各地均有栽培，中国的主要产区有四川、河南、湖北、江苏、青海等。

二、营养成分

每100克可食用部分含热量1440千焦，碳水化合物21.2克，蛋白质7.4克，脂肪0.3克，膳食纤维3克，钾332毫克，磷127毫克，镁43毫克，钠1.2毫克，铁1.7毫克，钙21毫克，锌1.29毫克，铜0.22毫克，锰0.65毫克，硒1.74微克，维生素A（视黄醇当量）37微克，维生素B_1 0.43毫克，维生素B_2 0.09毫克，维生素C 14毫克，维生素E 1.21毫克，胡萝卜素220微克，维生素B_3 2.3毫克。

三、药用功效

性味： 甘，平。

归经： 入脾、胃经。

功效： 益中气，止泻痢，调营卫，利小便，消痈肿，解乳石毒。用于消渴，吐逆，泄利腹胀，霍乱转筋，乳少，脚气水肿，疮痈。

现代医学认为，豌豆含铜、铬等微量元素较多，有利于造血以及骨骼和脑的发育，有利于糖和脂肪的代谢，维持胰岛素的正常调节。豌豆中所含的胆碱、甲硫氨酸有助于防止动脉硬化；豌豆鲜品中所含的维生素C，在所有鲜豆中名列榜首。糖尿病、高血压、冠心病者以及老年人、儿童，食豌豆都有益处。

四、养生价值

（1）调和脾胃 用于脾虚气弱，或吐泻脾胃不和。

（2）通利大肠 豌豆和豆苗中富含膳食纤维，能促进大肠蠕动、保持大便通畅、清洁大肠等，可以缓解便秘，有清肠作用。

（3）抗菌消炎 豌豆与一般蔬菜有所不同，所含的止杈酸、赤霉素和植物凝素等物质，能抗菌消炎，增强新陈代谢。

（4）调颜养身 《本草纲目》记载，豌豆可以祛除面部黑斑，令面部有光泽。现代研究发现，豌豆含有丰富的维生素A原，维生素A原可以在体内转化为维生素A，能润泽皮肤。

（5）抗癌防癌　在豌豆荚和豆苗的嫩叶中富含维生素C和能分解体内亚硝胺的酶，可以分解亚硝胺，具有抗癌防癌的作用。

五、食用方法 | ★★★

● 豌豆炒肉末

原料：豌豆、胡萝卜、猪肉、辣椒（用彩椒颜色会更好看）。

做法：

（1）胡萝卜切成豌豆大小的丁。

（2）豌豆和红萝卜分别用开水煮熟，沥干水分。

（3）猪肉剁碎，加淀粉、胡椒、生抽搅拌均匀。

（4）热锅入油，猛火滑炒肉末。

（5）炒散肉末后加入豌豆、胡萝卜丁，翻炒均匀，加盐、生抽、红或黄辣椒粒，翻炒出锅。

● 清炒豌豆米

原料：豌豆、食用油、盐、大蒜。

做法：

（1）热油，油不可太少，要让每一粒豆子都充分吃油。

（2）油热后倒入豌豆米，不停地翻炒，中间加几片大蒜。

（3）炒3分钟，看到豆子表面的壳开始发皱发白，加盐，继续炒。

（4）看到部分豆子壳掉下来，里面的豆米散出来，盛出食用。

● 豌豆炒腊肉

原料：熟腊肉100克，豌豆300克，植物油、白砂糖、料酒、盐、味精、高汤各适量。

做法：

（1）将熟腊肉去皮，切成小长方片。

（2）鲜豌豆洗净。

（3）将炒锅置火上，放油烧热，先放腊肉片速炒，边炒边淋上少许高汤汁烧开，再烹入料酒，放入豌豆、白砂糖、盐同炒2分钟，见豌豆转为翠绿色时，调入味精即出锅装盘。

● 鸡蛋炒豌豆

原料：鸡蛋、剥好的嫩豌豆、豌豆皮、葱、橄榄油、盐。

做法：

（1）鸡蛋打散加少许盐，炒锅加底油，加入鸡蛋炒至结块，盛出。

（2）再加适量油，葱丝爆香。加入豌豆、盐，略炒后，加入豌豆皮，翻炒至熟。

（3）加入炒好的鸡蛋，翻炒均匀，装盘。

● 盐水煮豌豆

原料：鲜豌豆500克，盐适量，八角4个，香叶2片。

做法：

（1）鲜豌豆带皮洗净备用。

（2）锅中加水、八角、香叶煮开。

（3）然后加入盐。

（4）放入豌豆加盖大火煮上15分钟后豌豆熟了关火。可以在盐水中焖半小时，让其入味，口感更好。

附：食用宜忌

（1）脱肛、慢性腹泻、子宫脱垂等中气不足患者宜食，每次50克。哺乳期女性多吃点豌豆还可以增加泌乳。

（2）豌豆粒多吃会腹胀、易产气、尿路结石，皮肤病和慢性胰腺炎患者不宜食用；此外，糖尿病、消化不良者也要慎食。

（3）炒熟的干豌豆尤其不易消化，过食可引起消化不良、腹胀等。

红芸豆

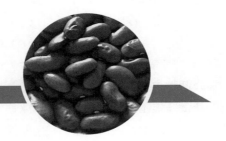

一、简介

红芸豆（*Phaseolus vulgaris* Linn.），别名红菜豆。蝶形花科菜豆属作物。芸豆的种类主要有大白芸豆、大黑花芸豆、黄芸豆、红芸豆等，其中大白芸豆和黑芸豆最为著名。原产于美洲的墨西哥和阿根廷，中国在16世纪才开始引种栽培。

红芸豆是山西特产，颗粒硕大，色泽鲜艳，兼有营养药用价值，营养健康，延年益寿。历来是国际贸易市场上的畅销货。

二、营养成分

每100克可食用部分含热量532千焦，碳水化合物56.9克，蛋白质23.1克，脂肪1.3克，膳食纤维22.8克，钾142毫克，磷45毫克，镁2.94毫克，钠403毫克，铁28毫克，钙76毫克，锌2毫克，铜1.07毫克，锰0.242毫克，硒0.477毫克，维生素A（视黄醇当量）8微克，维生素B_6 1.2毫克，维生素K 0.16毫克，泛酸0.578毫克，叶酸0.22毫克，维生素B_2 130微克。

鲜豆还含有丰富的维生素C。从营养成分看，蛋白质含量高于鸡肉，钙含量是鸡肉的7倍多，铁为4倍，B族维生素也高于鸡肉。

三、药用功效

红芸豆味甘平、性温，能温中下气、利肠胃、止呃逆、益肾补元气等。特别适合心脏病患者和患有肾病、高血压等要求低钠饮食者食用。

四、养生价值 | ♦♦

（1）提高人体免疫能力　红芸豆含有皂苷、尿毒酶和多种球蛋白等，能提高人体免疫能力、增强抗病能力、激活淋巴T细胞、促进脱氧核糖核酸的合成等。尿素酶应用于肝昏迷患者有很好的效果。

（2）提高肌肤的新陈代谢　吃芸豆对皮肤、头发大有好处，可以提高肌肤的新陈代谢，促使机体排毒，令肌肤常葆青春。

（3）减肥、降脂、利肠胃　红芸豆中的皂苷类物质能降低脂肪吸收，促进脂肪代谢，所含的膳食纤维还可以加快食物通过肠道的时间，使减肥者达到轻身的目的。

（4）红芸豆是一种难得的高钾、高镁、低钠食品，尤其适合心脏病、动脉硬化、高血脂、低血钾症和忌盐患者食用。

（5）缓解关节疼痛　红花芸豆中富含花色苷和皂苷，可降低关节局部炎性组织的含量，有明显的抗炎作用，对关节炎患者能消炎、缓解疼痛。

五、食用方法 | ★★★

红芸豆作为粮豆配合开发新营养主食品种的原料，深受国内外消费者的青睐。芸豆颗粒饱满肥大，色泽鲜明，营养丰富，可煮可炖，是制作糕点、豆馅、甜汤、豆沙的优质原料，其药用价值也很高。

● 腊八粥

原料：糯米、紫米、红芸豆、红小豆、花生、莲子、红枣、桂圆干、冰糖各适量。

做法：

（1）准备好糯米。

（2）准备好各种杂粮，并提早浸泡一夜。

（3）糯米提前浸泡4～5小时。

（4）把浸泡好的糯米加入美粥煲里。

（5）加入浸泡好的各种杂粮。

（6）加入适量冰糖。

（7）加入清水。

（8）启动煮粥的功能即可。

● 冰糖红芸豆薏米粥

原料：薏米50克，红芸豆50克，冰糖50克。

做法：

（1）薏米放入清水中浸泡5小时，待泡发备用。

（2）红芸豆在清水中浸泡5小时左右，泡发备用。

（3）将泡发后的薏米和红芸豆放入高压锅内，加入适量冰糖。

（4）加入足够的清水，在高压锅中煮25分钟左右即可。

● 芸豆糕

原料：白芸豆240克，红小豆160克，冰糖适量。

做法：

（1）炒制芸豆泥　将泡好的白芸豆去皮，添加大约2倍量的水，大火煮开，小火煮1小时左右。将煮好的白芸豆简单过滤一下减少白芸豆的含水量，将过滤后的白芸豆放入料理机中。用料理机将白芸豆打成白芸豆糊。起平底锅，锅底放少量的油，放入打好的白芸豆糊和适量的冰糖大火烧开转小火，期间需要不停地搅拌，将白芸豆糊的水分炒到差不多干，炒好的白芸豆泥放入容器备用。

（2）炒制红豆沙 红小豆提前拣出坏豆、冲洗干净后冷水泡发一夜。泡好的红小豆添加大约2倍量的水，大火煮开，小火煮40分钟左右。煮至红小豆变软后，放入适量的冰糖，小火煮至冰糖溶化即可关火。将煮好的红小豆简单过滤一下减少红小豆的含水量，放入料理机中。用料理机将红小豆打成红豆沙。起平底锅，锅底放少量的油，放入打好的红豆沙大火烧开转小火，期间需要不停地搅拌，将红豆沙的水分炒到差不多干。炒好的红豆沙放入容器备用。

（3）制作芸豆糕 用厨房秤取36克的芸豆泥和27克的红豆沙，芸豆泥拍成饼作皮，红豆沙团成团作馅。小心的将红豆沙包起来，团成球。放入提前刷了油的月饼模具里，按平。脱模，芸豆糕做好了。

● **枣豆粽子**

原料：糯米300克，红芸豆50克，枣若干个，粽叶少许。

做法：

（1）糯米加入红芸豆，清洗干净，然后泡水，泡好后会长大不少。

（2）准备枣。

（3）将粽子叶剪去头部1厘米左右，卷起，装入糯米、红芸豆和大枣，装满装实，将粽子叶封口，多出的粽子叶绕一圈并压实。

（4）用线扎紧，放入高压锅中，水没过粽子，煮20分钟左右。至少1小时后再开盖。这样做出来的粽子更糯。

● **东北黏豆包**

原料：江米面600克，红芸豆600克，白砂糖适量。

做法：

（1）红芸豆用水清洗干净，另换清水浸泡一晚上。

（2）把泡好的豆子放进锅里，加多些清水，用大火煮开，再用中火把豆子煮烂。

（3）煮到锅内有少量水时，加放白砂糖，而且要不停地搅拌，防止糊锅。

（4）把煮好的豆子捣烂，团成圆球形待用。

（5）准备江米面，江米面用温水搅拌，和成面团，放置一旁醒发一会儿。

（6）把豆馅放进去，手慢慢合拢包成豆包。

（7）把包好的豆包放入蒸锅，大火蒸25分钟即可。

附：食用宜忌

消化道疾病患者宜少食红芸豆。

刀豆

一、简介

刀豆［*Canavalia gladiate* (Jacq.) DC］，别名挟剑豆、野刀板藤、葛豆、刀豆角、刀板豆，是豆科刀豆属缠绕草本作物，中国长江以南各省均有栽培。

二、营养成分

每100克可食用部分含热量151千焦，碳水化合物5.2克，蛋白质3.1克，脂肪0.3克，膳食纤维1.8克，钾209毫克，磷57毫克，镁29毫克，钠8.5毫克，铁4.6毫克，钙49毫克，锌0.84毫克，铜0.09毫克，锰0.45毫克，硒0.88微克，维生素C 15毫克，维生素E 0.4毫克，胡萝卜素0.6微克，维生素B_1 0.05毫克，维生素B_2 0.07毫克，维生素B_3 1毫克，维生素A（视黄醇当量）89微克。

刀豆的营养价值非常丰富，不但有能够提高人体抵抗力和免疫力的蛋白质，还有能够维持人体营养均衡的多种矿物质元素，以及许多其他微量营养素。

三、药用功效

性味：甘，平。

归经：入胃、肾经。

功效：温中下气，止呕逆，益肾。用于病后及虚寒性呃逆、呕吐、腹胀以及肾虚所致的腰痛等。

《本草纲目》：温中下气，利肠胃，止呃逆，益肾补元。

《医林纂要》：和胃，升清，降浊。

《滇南本草》：治风寒湿气，利肠胃，烧灰，酒送下，子，能健脾。

《四川中药志》：治胸中痞满及腹痛，疗肾气不归元及痢疾。

《滇南本草》：健脾。

《中药材手册》：补肾，散寒，下气，利肠胃，止呕吐。治肾气虚损、肠胃不和、呕逆、腹胀、吐泻。

段成式《酉阳杂俎》：乐浪有挟剑豆，荚生横斜，如人挟剑。

四、养生价值

（1）防癌抗癌　刀豆含有尿毒酶、血细胞凝集素、刀豆氨酸等；嫩荚中含有刀豆赤霉Ⅰ和Ⅱ等，对肝性昏迷和抗癌有效果。刀豆对人体镇静也有很好的作用，可以增强大脑皮质的抑制过程，使神志清晰，精力充沛。

（2）增强抗病能力　刀豆所含成分能维持人体正常代谢功能，促进人体内多种酶的活性，从而增强抗体免疫力，提高人的抗病能力。

（3）抗肿瘤　刀豆所含刀豆赤霉素和刀豆血球凝集素能刺激淋巴细胞转变成淋巴母细胞，可以辅助抗肿瘤；血球凝集素对用病毒或化学致癌剂处理而得的变性细胞的毒性大于正常细胞，还可以使部分肿瘤细胞重新恢复到正常细胞的生长状态。

五、食用方法 │ ★★★

● 酱香刀豆

原料：刀豆，葱，蒜，甜面酱，豆瓣酱，辣椒油，花椒油，生抽，白砂糖，盐。

做法：

（1）刀豆洗净掐去两头，中间切开分成两段。

（2）炒锅烧热放油，放入刀豆转小火煸炒变色，表皮起皱断生，转中火，加少量水烧开，翻炒刀豆变软熟透出锅摆盘。

（3）炒锅烧热放油转小火，放葱末、蒜末炒香，放少许甜面酱、少许豆瓣酱、辣椒油、花椒油、生抽、白砂糖、适量盐，加少量水中火收汁，浇在刀豆上即可。

● 刀豆木耳红椒

原料：刀豆50克，红辣椒、木耳少许，食用油、盐、鸡精适量。

做法：

（1）刀豆去两头老筋掰小段，木耳泡发，红辣椒去蒂洗净切丝。

（2）起锅热油，煸炒刀豆片刻。

（3）放半碗水和木耳焖煮10分钟。

（4）刀豆烧透放红辣椒煸炒片刻。

（5）放盐和鸡精调味即可。

● 刀豆炒土豆

原料：刀豆段150克，土豆条200克，食用油200克，小炒料包30克。

做法：

（1）锅中放入200克油（油尽可能多一点），油温接近六成热，将土豆条均匀放入锅中，炸至金黄色捞出待用。

（2）锅中留50克（约3汤匙油），下刀豆炒2分钟左右（表皮起皱即可），下土豆条一起炒。

（3）根据个人口味调入小炒料包即可。

● 刀豆炒腊肠

原料：刀豆300克，腊肠10克，食用油适量，盐1茶匙，白砂糖1/2茶匙。

做法：

（1）刀豆去蒂去筋，切成斜段，腊肠洗净斜着切片。

（2）锅内加一点食用油烧热，倒入腊肠翻炒至变色后盛出，油留在锅内。

（3）油锅重新烧热后，倒入刀豆不断翻炒。

（4）炒至刀豆表面起泡，边角微焦，加入盐翻炒均匀。

（5）继续倒入腊肠并加白砂糖一起炒匀即可。

● 刀豆泡菜

原料：新鲜刀豆、辣椒、大蒜、新鲜花椒、盐。

做法：

（1）刀豆洗净沥干，切小块备用。

辣椒切丝，大蒜扒成瓣。

（2）把刀豆装进洗净消毒后的密封瓶。

（3）把辣椒、大蒜、花椒倒入，并加入适量的盐。

（4）倒入凉白开水，没过泡菜即可，封瓶。腌制20天即可食用。

附：食用宜忌

刀豆嫩荚和种子供食用，但须先用盐水煮熟，然后换清水煮，方可食用。

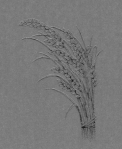

第三部分

油料类

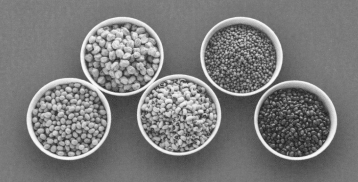

落花生（花生）

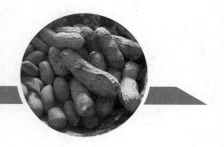

一、简介

　　落花生（*Arachis hypogaea Linn.*），又名花生或长生果，蔷薇目豆科落花生属的一年生草本作物，优质食用油主要油料品种之一。主要分布于巴西、中国、埃及等地。花生在中国各地均有种植，主要分布于辽宁、山东、河北、河南、江苏、福建、广东、广西、四川、吉林等省（区）。其中以山东省种植面积最大，产量最多。

　　花生起源于南美洲热带、亚热带地区。约于16世纪传入中国，19世纪末有所发展。最新研究表明，自20世纪50年代以来，中国两次出土了炭化花生种子，提供了远在新石器时代已存在花生的实物资料。因此，花生的起源问题，还需进一步探索关于花生的原产地。文献记载有原产巴西、原产中国、原产埃及等三种说法。据Brukill记载，哥伦布在1492年发现美洲，不久，西班牙派出Oviedo到海地任管理资源长官，Ovido于1513—1524年在海地，他记载在当时印第安人园圃中已大量种植花生。林奈的《植物种志》记载，花生产地为巴西、秘鲁。

Hutchinson记载花生原产于热带美洲。又据J.C.Willis原著，花生属有15种，产于巴西及巴拉圭。可见花生原产于南美洲巴西一说较为可信。

　　油料作物中花生的出油率远高于其他油料作物，出油率为45%～50%。花生中油酸的相对含量高达50%以上，油酸对人体心血管有益，能降低人体的高血脂、胆固醇，而不影响或相对提高有益胆固醇。中国是世界上最大的花生油消费国。

二、营养成分

　　每100克花生（炒）含热量2466千焦，蛋白质21.7克，脂肪48.0克，碳水化合物23.8克，膳食纤维6.3克，钾563.0毫克，磷326毫克，镁171毫克，钠34.8毫克，铁1.5毫克，钙47毫克，锌2.03毫克，铜0.68毫克，锰1.44毫克，硒3.9微克，维生素A（视黄醇当量）10毫克，维生素E 12.94毫克，胡萝卜素60.0毫克，维生素B_1 0.13微克，维生素B_2 0.12毫克，维生素B_3 18.9毫克。

三、药用功效

性味：甘，平。

《本经逢原》：甘，温，无毒。

《食物宜忌》：性平，味甘。

归经：入脾、肺经。

功效：润肺，和胃。用于治燥咳、反胃、脚气、乳妇奶少等。

《滇南本草》：盐水煮食治肺痨，炒用燥火行血，治一切腹内冷积肚疼。

《滇南本草》：补中益气，盐水煮食养肺。

《本草备要》：补脾润肺。

《医林纂要》：和脾，醒酒，托痘毒。

《药性考》：生研用下痰，炒熟用开胃醒脾，滑肠，干咳者宜餐，滋燥润火。

《本草纲目拾遗》：多食治反胃。

《现代实用中药》：治脚气及妇人乳汁缺乏。

《本经逢原》：长生果，能健脾胃，饮食难消者宜之。或云与黄瓜相反，予曾二者并食，未蒙其害，因表出之。

《本草求真》：花生，按书言此香可舒脾，辛可润肺，诚佳品也，然云炒食无害，论亦未周。盖此气味虽纯，既不等于胡桃肉之热，复不类乌芋、菱角之凉，食则清香可爱，适口助茗，最为得宜。第此体润质滑，施于体燥坚实则可，施于体寒湿滞，中气不运，恣啖不休，保无害脾滑肠之弊乎仍当从其体气以为辨别，则得之矣。

四、养生价值 | ✦✦

（1）降低胆固醇 花生油中含有的亚油酸，可以使人体内胆固醇分解为胆汁酸排出体外，避免胆固醇在体内沉积，减少因胆固醇在人体中超过正常值而引发多种心脑血管疾病的发生率。

（2）延缓人体衰老 花生果实中的锌元素含量普遍高于其他油料作物。锌能促进儿童大脑发育，能增强大脑记忆，可以激活中老年人脑细胞，延缓人体过早衰老，抗老化。

（3）促进儿童骨骼发育 花生果实含钙量丰富，促进儿童骨骼发育，辅助缓解老年人骨骼退行性病变发生。

（4）预防心脑血管疾病 美国科学家研究发现花生种含有一种生物活性很强的酶类物质——白藜芦醇，它能降低血小板凝集，辅助预防动脉粥样硬化和脑梗死等心血管疾病。

（5）润肺养胃 《本草纲目拾遗》记载花生"悦脾和胃，滋养调气，润肺化痰"。中医认为，花生性平味甘，能健脾和胃、润肺止咳，可以用来缓解气血不足、脾胃虚弱、咳嗽有痰等症，秋冬时节食用一些花生可以暖胃养胃，减少胃寒。

（6）补血、凝血 花生米的皮（俗称花生衣）能补脾胃之气、增加血小板的含量并提高毛细血管的收缩机能，从而达到凝血效果。

五、食用方法 | ★★★

● 凉拌水煮花生

原料：去皮花生米300克，胡萝卜100克，青辣椒1根，香油适量，盐适量，卤料包适量。

做法：

（1）将花生米提前泡好，胡萝卜和

辣椒切块。

（2）将卤料放入锅中，加入盐、水和花生米。煮15～20分钟后，关火浸泡。

（3）将胡萝卜和辣椒焯水，放入冷水中冰一下。

（4）将蔬菜控水后放入凉拌盆中，加入芝麻油和少许盐。

（5）捞出煮好的花生米，与蔬菜拌匀食用。

● 宫保鸡丁

原料：鸡腿肉400克，花生米150克，干红辣椒、姜、蒜适量，宫保鸡丁调料1袋，料酒、水淀粉、蛋清、盐适量，大葱100克。

做法：

（1）生花生米泡开水中10分钟，去掉外表的红衣。

（2）将去红衣的花生米冷油下锅，小火慢慢炸至酥脆，盛出沥干晾凉备用。

（3）准备宫保鸡丁调料1包，干红辣椒适量剪成小段，大葱切粒，姜、蒜切小片（喜欢更麻辣一点的可以再准备少许花椒）。

（4）将宫保鸡丁调料1包倒在碗中加入60毫升水调匀备用。

（5）将鸡腿肉去皮切成小丁，加入少许料酒、盐、湿淀粉和少许蛋清抓拌均匀后腌制10分钟。

（6）炒锅烧热后加油适量，马上下入鸡肉丁，用筷子划散，见鸡肉变白色后盛出控净油分。

（7）倒出锅中的油，只留少许，依次加入干红辣椒、姜、蒜、大葱丁，煽

炒出香味。

（8）下入划过油的鸡肉丁翻炒，加入调好的宫保鸡丁调料汁，快速翻炒。

（9）见调料汁变浓稠并均匀地包裹在食材上后，加入炸好的花生米，关火。迅速翻炒均匀即可装盘。

● 红枣花生粥

原料：红枣、花生、山药、大米。

做法：

（1）山药洗净去皮切滚刀块，花生米、红枣用水冲洗干净，沥干水分。

（2）锅中加入两碗水把山药、花生米、红枣放冷水中，盖上盖子中火煮开。

（3）煮开后把大米放进去，米放进去后，用勺子把分散开的米搅拌一下，边煮边搅拌，过10分钟黏糯浓稠的粥就煮好了。

● 挂霜花生

原料：花生米200克，白砂糖50克，淀粉10克。

做法：

（1）花生米，放微波炉高火2分钟叮熟，最好隔一分钟翻一下。

（2）白砂糖和水1∶1中火加热，熬制起大泡，转小火，泡稍微变小，不停搅拌。

（3）放入花生米搅拌，筛入淀粉，要均匀。

（4）每颗花生米都裹上淀粉，颜色变黄，停火，但仍搅拌一会出锅。

● 五香花生米

原料：花生米、五香粉、八角（1个）、花椒、盐、水。

做法：

（1）把所有原料放进一个容器，浸泡4小时以上，最好把花生米泡发。

（2）把泡好的花生米和料、水一起放进锅里煮半小时。

（3）煮好以后继续泡4小时以上。

附：食用宜忌

（1）不宜大量生吃　花生脂肪和蛋白质含量较高，大量摄入后人体对其消化吸收不了，从而导致消化不良。另外，生食花生也很容易感染寄生虫卵或其他疾病。

（2）寒湿凝滞体质不宜吃花生　花生含有较多的蛋白质和脂肪，脾虚腹泻、体质寒湿凝滞、胃肠道功能不良者不宜吃花生。

（3）油性肤质的人不宜多吃　花生油脂含量很高，易长痘痘、皮肤油脂分泌旺盛者不宜常吃花生。

（4）霉变的花生不能吃　霉变花生容易产生黄曲霉毒素，这是一种极强的致癌物，一般加热并不能使其分解。有哈喇味的花生也不能吃，这是因为花生中油脂氧化酸败引起的。

葵花子

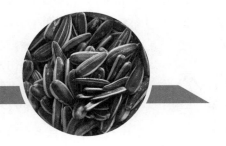

一、简介

向日葵（*Helianthus annuus* L.），别名朝阳花、转日莲、向阳花、望日莲、太阳花，是菊科向日葵属的一年生草本作物。原产于南美洲，驯化种由西班牙人于1510年从北美带到欧洲，最初为观赏用。19世纪末，又被从俄国引回北美洲。目前，中国各地均有栽培。

向日葵种子叫葵花子，常炒制之后作为零食食用，味美。种子含油量极高，味香可口，可榨油，为重要的油料作物。向日葵有食用型、油用型和兼用型3类。

二、营养成分

每100克可食用部分含热量2499千焦，碳水化合物13克，蛋白质23.9克，脂肪49.9克，膳食纤维6.1克，钾562毫克，磷238毫克，镁264毫克，钠5.5毫克，铁5.7毫克，钙72毫克，锌6.03毫克，铜2.51毫克，锰1.95毫克，硒1.21微克，维生素E 34.53毫克，维生素B$_1$ 0.36毫克，维生素B$_2$ 0.2毫克，维生素A（视黄醇当量）2.4微克，胡萝卜素4.7微克，维生素B$_3$ 4.8毫克。

葵花子种仁的蛋白质含量为30%，可与大豆、瘦肉、鸡蛋、牛奶相比；各类糖的含量为12%；脂肪的含量优于动物脂肪和植物油脂，含有不饱和脂肪酸，其中亚油酸占55%；钾、钙、磷、铁、镁含量也十分丰富，尤其是钾的含量较高，还含有维生素A、维生素B$_1$、维生素B$_2$；每15克含维生素E 31毫克；最贵重的是葵花籽中的油，种仁含油率为50%～55%，已成为仅次于大豆位居第二的油料作物。

三、药用功效 | ✔

性味：甘，平，无毒。

归经：入大肠经。

功效：平肝祛风，清湿热，消滞气。用于神经衰弱、失眠、高血压、动脉硬化、高血脂、癌症等。

《采药书》：通气透脓。

《福建民间草药》：治血痢。

现代医学认为，向日葵一身是药，其种子、花盘、茎叶、茎髓、根、花等均可入药。种子油可作软膏的基础药；茎髓可作利尿消炎剂；叶与花瓣可作苦味健胃剂；果盘（花托）能降血压。

葵花子含脂肪达50%以上，其中亚油酸占70%，此外，还含有磷脂等，具有良好的降脂作用。葵花子中的油脂，特别是亚油酸部分，能抑制实验性血栓形成。葵花子及油可以润肤泽毛。花盘能够清热化痰，凉血凝血，缓解头痛、头晕等。茎叶可以疏风清热，清肝明目。茎髓可以健脾，利湿，止带。花可以清热解毒，消肿止痛。

四、养生价值 | ✦✦

（1）缓解各种心因性疾病　葵花子能辅助缓解抑郁症、神经衰弱、失眠及各种心因性疾病，还能增强人的记忆力。

（2）美白肌肤　葵花子富含锌，人体缺锌会导致皮肤迅速生皱纹。为此，人们每天嚼食几粒葵花子，可以使皮肤光洁，延缓皱纹的形成。同时，葵花子中所含的维生素E能防止细胞遭受自由基的损伤，使肌肤柔嫩美白。

（3）保护心血管健康　葵花子含脂肪达50%，其中主要为不饱和脂肪，而且不含胆固醇；亚油酸含量达70%，有助于降低人体的血液胆固醇水平，有益于保护心血管健康。

（4）有益男性健康　葵花子的蛋白质中含有精氨酸。精氨酸是制造精液不可缺少的成分。因此，处在生育期的男人，每天食用一些葵花子对身体非常有好处。

五、食用方法 | ★★★

● 葵花子饼干

原料：鸡蛋2个，白砂糖100克，奶

油90克，面粉360克，小苏打粉1茶匙，葵花子仁适量。

做法：

（1）将蛋液和白砂糖混合均匀后，加入奶油、面粉和小苏打粉制成团状即可。

（2）将饼干团搓成20克大小的圆团后，再放置烤盘的烤纸上，压扁至薄片，接着再撒上葵花子仁。

（3）烤箱预热180℃10分钟，将压好的饼干薄片放入烤箱烤约15分钟，颜色变成淡咖啡色即可。

● 葵花子酥糖

原料：面粉250克，糯米适量。盐、酱油、葵花子仁、虾皮、大蒜、大葱、胡萝卜各适量；酵母粉4克，水90克，泡打粉1小匙，猪油半汤匙，元贞糖30克。

做法：

（1）皮用料　面粉250克，元贞糖30克，酵母粉4克，水大约90克，泡打粉1小匙。先和成面团后，加入猪油半汤匙，再和匀进行发酵。

（2）馅用料　糯米1杯，用少量水煮成米饭；葵花子仁炒香后压碎；油锅爆香蒜蓉、干葱蓉和虾皮。

（3）下米饭和胡萝卜末，加白砂糖、盐、酱油调味。

（4）再加入葵花子仁拌匀。

（5）等凉后捏成长条状，包入擀开的面片中。

（6）卷起放烧开水的蒸锅蒸熟后再切段，长度依蒸锅的直径来定。

● 葵花子酥块

原料：低筋面粉140克，黄油90克，白砂糖100克，鸡蛋30克，葵花子仁（烤熟）100克，盐1/4茶匙。

做法：

（1）将葵花子仁放入预热好160℃的烤箱，烤8分钟左右，直到烤出香味，取出冷却备用。

（2）先制作饼底面团。将饼底配料里面的黄油软化以后，加入白砂糖稍稍打发，再倒入全蛋液，继续搅打至黄油与全蛋完全融合。

（3）低筋面粉筛入黄油里，用手轻轻揉成一个面团。将面团放在烤盘上，用手压成厚约1厘米的方形面团。

（4）把整好形的面团放入预热好上下火170℃的烤箱中层，烤15～20分钟，直到微微发黄。

（5）制作葵花子馅。把葵花子馅配料里的黄油和白砂糖倒入小锅，小火加热直到黄油完全溶化，稍稍冷却后，加入全蛋液和低筋面粉，用橡皮刮刀搅拌，使它们混合均匀。

（6）把烤过的葵花子仁倒进混合物里，继续拌匀，就成为葵花子馅了。

（7）将葵花子馅铺在烤好的饼底面团上，用刮刀抹平整，重新放入烤箱，170℃，烤15～20分钟，直到表面金黄色即可。

（8）冷却以后再切成16个小方块。

● 葡萄干葵花子小面包

原料：高精粉300克，蛋液30克，蜂蜜45克，盐3克，酵母5克，牛奶165克，黄油30克，葡萄干30克，葵花子仁适量。

做法：

（1）把除黄油、葡萄干和葵花子之外的所有原料揉成面团，15分钟后加入黄油，再过15分钟后加入葡萄干，将面团揉到出筋膜后进行基础发酵。

（2）发酵至2.5倍大时，分成9等份，揉圆松弛15分钟。

（3）纸杯排在烤盘中，把面团揉圆放入纸杯里，最后发酵至2倍大。

（4）在小面包表面刷一层蛋液，撒上葵花子仁。

（5）烤箱预热180℃，中层上下火烤20分钟（面包上色后盖上锡纸），即成。

附：食用宜忌

（1）葵花子不宜多吃，每次80克为宜，以免上火、口舌生疮。吃时最好用手剥壳。因为用牙嗑，容易使舌头、口角糜烂，还会在吐壳时将大量津液吐掉，使味觉迟钝、食欲减少，甚至引起胃痉挛。

（2）肝病患者宜少吃葵花子，因为葵花子会损伤肝脏，引起肝硬化。

（3）老年人不适宜多吃葵花子。

芝麻

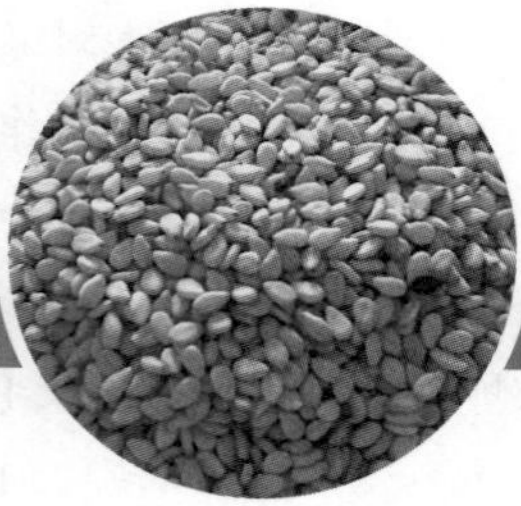

一、简介

芝麻（*Sesamum indicum*）又名脂麻，是芝麻的种子，胡麻科胡麻属一年生直立草本作物，遍布世界上的热带地区以及部分温带地区。

芝麻原产于中国云贵高原，是中国主要的油料作物之一，具有较高的应用价值。它的种子含油量高达55%。中国自古就有许多用芝麻和芝麻油制作的各色食品和美味佳肴著称于世。

芝麻，被称为八谷之冠。从芝麻种子中提取的油脂气味芳香，又称作香油，可以用作食用油，也可以用于医药用途。

二、营养成分

每100克可食用部分中含热量2223千焦，碳水化合物24克，蛋白质19.1

克，脂肪46.1克，膳食纤维14克，钾358毫克，磷516毫克，镁290毫克，钠8.3毫克，铁22.7毫克，钙780毫克，锌6.13毫克，铜1.77毫克，锰17.85毫克，硒4.7微克，维生素E（T）50.4毫克，维生素B$_1$ 0.66微克，维生素B$_2$ 0.25毫克，维生素B$_3$ 5.9毫克，维生素（$\beta - \gamma$）-E 49.04毫克，维生素δ-E 1.36毫克。

三、药用功效 | ✔

性味：甘，平。

归经：入肝、肺、肾经。

功效：补肝肾，益精血，润肠燥，通乳。用于身体虚弱、头晕耳鸣、高血压、高血脂、咳嗽、身体虚弱、头发早白、贫血萎黄、津液不足、大便燥结、乳少、尿血等。

《神农本草经》：伤中虚羸，补五内，益气力，长肌肉，填精益髓。

《抱朴子》：耐风湿，补衰老。

《本草纲目》：胡麻取油，以白者为胜，服食以黑者为良。

《本草从新》：胡麻服之令人肠滑，精气不固者亦勿宜食。

《本草求真》：下元不固而见便溏，阳痿，精滑，白带，皆所忌用。

陶弘景：八谷之中，唯此为良，仙家作饭饵之，断谷长生。

在中国古代，芝麻历来被视为延年益寿食品，宋代大诗人苏轼也认为，芝麻能强身体，抗衰老，以九蒸胡麻，同去皮茯苓，少入白蜜为面食，日久气力不衰，百病自去，此乃长生要诀。

四、养生价值 | ✦✦

（1）护肤美肤 芝麻中含有丰富的维生素E，能防止过氧化脂质对皮肤的危害，抵消或中和细胞内有害物质游离基的积聚，可以使皮肤白皙润泽，并能减少各种皮肤炎症。常吃芝麻，可使皮肤保持柔嫩、细致和光滑。

（2）缓解便秘 有习惯性便秘的人，肠内存留的毒素会伤害人的肝脏，也会造成皮肤的粗糙。芝麻能滑肠减轻便秘，并可以滋润皮肤。

（3）减肥塑身 芝麻中含有缓解人体发胖的物质孵磷脂、胆碱、肌糖，因此芝麻吃多了不会发胖。在节食减肥的同时，若配合芝麻食用，粗糙的皮肤可以获得改善。

（4）促进骨骼发育 芝麻酱的含钙量比蔬菜和豆类都高，仅次于虾皮，经常食用对骨骼、牙齿的发育大有益处。

（5）预防高血压 芝麻中人体必需脂肪酸含量很高，可以预防高血压。

五、食用方法 | ★★★

芝麻可以用作烹饪原料，如作为糕点的馅料，点心、烧饼的面料，亦可作为菜肴辅料。日常生活中，人们常吃的芝麻制品有芝麻粉、芝麻糊、芝麻饼、芝麻酱。而更重要的是用芝麻做药膳，对人体益处更大。

● **芝麻粳米粥**

黑芝麻30克，粳米60克，加水煮成稀粥食，亦可加糖调味服用。

源于《本草纲目》。本方主要取芝麻补肝肾以健筋骨，可用于肝肾两虚、筋骨不健、四肢酸软无力等。

- ● 芝麻冰糖水

生芝麻15克、冰糖10克。芝麻与冰糖共放碗中，开水冲饮。能润肺、生津、治夜嗽不止、咳嗽无痰。

- ● 芝麻聪脑汤

黑芝麻、松子仁、柏子仁、菊花、黄芪、谷糠各15克，核桃仁2个，白芍、生地各40克。水煎后取汁饮用。有增强记忆力、聪耳明目的作用，可用于健忘、失眠、头晕等。

- ● 芝麻木耳茶

生黑木耳、炒焦黑木耳各30克，炒香芝麻（黑芝麻）15克，共研末，装瓶备用。每次取5克，沸水冲代茶饮。此茶能凉血止血，对血热便血、痢疾下血有食疗作用。

附：食用宜忌

（1）芝麻连皮一起吃不容易消化，建议压碎后再食用。压碎后的芝麻不仅有迷人的香气，更有助于人体吸收。

（2）患有慢性肠炎、便溏腹泻者忌食；根据前人经验，男子阳痿、遗精者忌食。

（3）吃过多的芝麻会造成内分泌紊乱，引发头皮油腻，导致毛皮枯萎、脱落。因此，芝麻比较适合的食量应是每天半小匙，不能超过一瓷勺。

黑芝麻

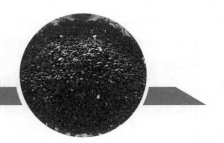

一、简介

黑芝麻（*Semen Sesami* Nigrum），为胡麻科芝麻的黑色种子，又名胡麻、油麻、巨胜、脂麻，分布于中国安徽、湖北、贵州、云南、广西、四川等地。

黑芝麻含有大量的脂肪和蛋白质，还含有糖类、维生素A、维生素E、卵磷脂、钙、铁、铬等营养成分。能健胃、保肝、促进红细胞生长，同时可以增加体内黑色素，有利于头发生长。

二、营养成分

每100克可食用部分含热量2164千

焦，碳水化合物24克，蛋白质19.1克，脂肪46.1克，膳食纤维14克，钾358毫克，磷516毫克，镁290毫克，钠8.3克，铁22.7毫克，钙780毫克，锌6.13毫克，铜1.77毫克，锰17.8毫克，硒4.7微克，维生素$B_1$0.66毫克，维生素$B_2$0.25毫克，维生素E 49毫克，维生素$B_3$5.9毫克。黑芝麻与芝麻的营养成分基本相同。

三、药用功效 ✔

性味：甘，平。

归经：入肝、肺、肾经。

功效：滋补肝肾，生津润肠，润肤护发，明目。用于肾不足所致的眩晕、眼花、视物不清、腰酸腿软、耳鸣耳聋、发枯发落、头发早白、产妇缺乳、糖尿病、痔疮等。

《本草纲目》：服黑芝麻百日，能除一切病疾；一年，身面光泽不饥，二年，发白返黑，三年，齿落更生。

《神农本草经》：芝麻，补心脏，益气力，长肌肉，填髓脑，久服强身。

中医以黑芝麻入药，能滋补、养血、润肠等，适用于身体虚弱、便秘、头晕、眼花、耳鸣等。

四、养生价值 ↯

黑芝麻药食两用，能补肝肾、滋五脏、益精血、润肠燥等，被视为滋补圣品。

（1）补钙 提高食物补钙，很容易想到牛奶和鸡蛋，殊不知黑芝麻的钙含量远高于前两者，每100克黑芝麻中含钙接近800毫克，而每100克牛奶中钙含量才200毫克左右，由此可见，黑芝麻才是补钙佳品。

（2）降血压 高血压的病因是多方面的，其中有很重要的一个就是高盐饮食，营养专家推荐每人每天摄入盐不超过6克，但实际生活中，绝大多数人无法做到。因此，推荐高钾饮食就显得非常重要了，因为钾摄入人体后的主要作用之一就是促进钠的排出。黑芝麻中钾含量丰富，而钠含量则少很多，钾钠含量的比例接近40:1，这对于控制血压和保持心脏健康非常重要。

（3）乌发润发 现代研究证明，头发毛囊中黑色素细胞分泌黑色素减少是白发的主要原因，其中酪氨酸酶数量减少是病理机制之一。研究发现，黑芝麻水提液能促使酪氨酸酶表达，黑色素的合成量也得以提高，白发因此又可以重新变得乌黑。

（4）养颜润肤 黑芝麻富含亚油酸。现代研究认为，亚油酸可以减少自由基的产生，清除老化代谢产物和提高抗氧化酶活性等。当人体缺乏亚油酸时容易引起皮肤干燥、鳞屑肥厚、生长迟缓和血管中胆固醇沉积等症状，因此亚油酸又有"美肌酸"之称。

（5）提高生育能力 黑芝麻富含维生素E，而维生素E除了具有良好的抗氧化作用，还对人体的生育机能具有良好的促进作用，对于男性可以使精子数量生成增加、精子活力增强，对于女性能使雌性激素浓度提高，因此又称作"生育酚"。黑芝麻还富含镁，这对于男性非常重要，因为镁可以提高精子的活力，增强男性生育能力，因此又称为男性的"保健素"。

（6）减肥　黑芝麻可以减肥塑身，因为黑芝麻中含有减少人体发胖的物质——孵磷脂、胆碱、肌糖。

五、食用方法 | ★★★

● 自制杏仁黑芝麻糊

原料：黑芝麻粉3汤匙，白砂糖1汤匙，杏仁粉1汤匙，糯米粉1汤匙，水适量。

做法：

（1）黑芝麻粉、杏仁粉和白砂糖放入小奶锅中。

（2）加入清水至没过小奶锅的一半左右，放到炉子上烧。

（3）调糯米粉浆　1汤匙糯米粉加入100毫升清水搅和均匀即可。

（4）把糯米粉浆淋入烧开的芝麻粉水中迅速搅动使糯米粉糊化。

（5）然后边搅边煮至黑芝麻糊黏稠即可。

● 芝麻玫瑰饼

原料：黑芝麻芽1把，玫瑰花1朵，鸡蛋1个，面粉1碗。

做法：

（1）黑芝麻芽择去须根，清洗干净，玫瑰花瓣切成丝备用。

（2）面粉加水和成稀面糊，打入鸡蛋混合均匀，加入黑芝麻芽、玫瑰花瓣及盐。

（3）平底锅烧热放油，油热后倒入面糊，摊成厚度约0.5厘米的薄饼。

（4）一面摊好后翻面，当两面都呈金黄色时起锅。将面饼切成小块后装盘即可。

● 芝麻蜜糕

原料：黑芝麻100克，蜂蜜150克，玉米粉200克，面粉500克，鸡蛋2个，发酵粉1.5克。

做法：将黑芝麻炒香研碎，和入玉米粉、蜂蜜、面粉、蛋液、发酵粉，加水和成面团，以35℃保温发酵1.5～2小时，上屉蒸20分钟即熟。

● 黑芝麻桑椹糊

原料：黑芝麻、桑椹各60克，大米30克，白砂糖10克。

做法：

（1）将大米、黑芝麻、桑椹分别洗净，同放入石钵中捣烂。

（2）沙锅内放清水3碗，煮沸后放入白砂糖，再将捣烂的米浆缓缓调入，煮成糊状即可。

● 芝麻核桃粥

黑芝麻50克，核桃仁100克，一齐捣碎，加适量大米和水煮成粥。此粥补肝肾，对继发性脑萎缩症有食疗作用。

附：食用宜忌

（1）黑芝麻可以长期食用，但是一次性不要吃得太多，在春夏两季每天可以吃半小勺就可以了，而在秋冬两季每天可以吃两大勺。如果吃得太多，反倒会导致人体出现不适应的症状。

（2）肠炎或者腹泻者忌食用黑芝麻，否则会导致腹泻的症状加重。

胡麻籽

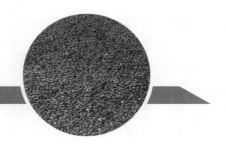

一、简介 | 🔍

胡麻籽（*Sesamum indicum* L.），国际上的别名为亚麻籽、麻仔，为亚麻科亚麻属一年生草本作物，产地分布在高寒地区。胡麻分食用胡麻与工业用胡麻两种，一般说的胡麻是指北方榨油食用的品种。胡麻本是亚麻的一种，是中国五大油料作物之一，中国主要产区是山西、甘肃、内蒙古、宁夏、河北、新疆等地。

关于胡麻的起源，有两种说法。一种说法是产于近东、地中海沿岸，早在5000多年前，瑞士湖栖居民和古代埃及人已经栽培胡麻并用其纤维纺织衣料；另一种说法是产于中国，中国远在公元前200多年已有关于油用胡麻的记载。

二、营养成分 | 🍲

每100克胡麻籽含热量2235千焦，碳水化合物28.8克，蛋白质18.3克，脂肪42.16克，膳食纤维27.3克，钾813毫克，镁392毫克，钠30毫克，铁5.73毫克，钙255毫克，锌4.34毫克，铜1.12毫克，锰2.48m，维生素C 0.6毫克，维生素E 19.95毫克，维生素K 4.3微克，叶酸87微克，维生素B_3 3.08毫克，泛酸0.985毫克，维生素B_2 0.161毫克，维生素B_1 1.64毫克。

三、药用功效 | ✔

性味： 甘，平。

归经： 入肺、脾、肝、肾经。

功效： 润燥滑肠，滋养肝肾。用于津枯血燥、大便秘结、病后体虚、眩晕乏力等。

现代医学认为，胡麻籽富含α-亚麻酸、亚油酸、用油酸、棕榈酸、硬脂酸等各种不饱和脂肪酸，α-亚麻酸在动物体内可以直接转化成二十二碳六烯酸（DHA）和二十碳五烯酸（EPA，植物脑黄金），这些物质是人体必需的不饱和脂肪酸，也是深海鱼油的主要成分，并具有促进人体智能、强身健脑、防止心血管疾病、抑制疾病基因等重要作用。胡麻油中的α-亚麻酸能降血脂、抗血凝、软化血管、补益大脑，对癌症、冠心病、糖尿病、前列腺癌等有预防和治疗的作用。

四、养生价值 | ⤡

胡麻油富含人体必需的α-亚麻酸

和维生素E、木酚素等营养成分，受到全球营养界的普遍重视，对人体保健有相当好的作用。胡麻油是第29届北京奥运会指定调味品，可见胡麻油的营养价值是国际认可的。

（1）防癌　胡麻籽中所含植物激素木酚素含量是其他作物的800倍左右，木酚素被人体吸收后，可以抑制癌细胞生长，特别是能辅助降低乳腺癌、结肠癌和前列腺癌的发病率。

（2）减肥　胡麻籽中富含可溶性植物纤维素，具有降低胆固醇的作用，经常食用胡麻油，可以辅助降低便秘、肥胖、心脏病等发病率。

（3）缓解老化　胡麻油中含有对人体有益的不饱和脂肪酸，而且组成的比例适当，不容易氧化，尤其富含可以促进新陈代谢、改善毛细血管循环、提供细胞营养的维他命E，是优异的抗氧化物质，能有效延缓机体老化。

（4）提高免疫力　胡麻油中含有的油酸成分被医学证实有抑制胃溃疡、气喘等疾病，减缓肤质恶化，提高免疫力的作用。就护肤保养而言，胡麻油对于皱纹、黑斑、肌肤干燥等问题都有防患于未然的抑制作用。

五、食用方法 | ★★★

● 胡麻油

（1）低温烹饪　单独使用或与日常食用油调和烹饪，健康更美味。

（2）靓汤调味　在煮熟的粥、汤中加入胡麻油，增色又调鲜。

（3）巧拌凉菜　用胡麻油调凉菜、拌沙拉，美味速升级。

（4）烘焙糕点　以胡麻油代替普通食用油或奶油烘焙糕点，清香宜人。

● 胡麻籽粉

胡麻籽可以直接磨成粉食用，也可以添加在日常食用的主食里面，如蒸馒头的时候可以添加，也可以放在每天喝的汤里面。

（1）取约50克胡麻籽，放入干锅中（不放油），小火加热翻炒。

（2）炒约6~8分钟，待闻到香气逐渐浓郁，胡麻籽颜色变深即可。

（3）晾凉后放入搅拌机的研磨杯中打成粉。

（4）打好的粉放入干燥的容器中密封好，放入冰箱保存，尽快食用，不宜久存。

● 胡麻油泼辣子

原料：胡麻籽、手工粗辣椒粉、植物油、盐、麻椒粒、花椒粒、姜粉、香醋。

做法：

（1）把胡麻籽去掉杂质，用湿纱布粘掉灰尘。

（2）料理机加入麻椒粒、花椒粒、胡麻籽，打成粉。

（3）把粗辣椒粉、麻椒粉、花椒粉、胡麻籽粉、姜粉、盐、装在容器里，拌均匀。

（4）热锅烧油，油冒油烟时关火。等到油稍微凉一些，把热油倒入刚才的辣子里，用勺子不停的搅拌均匀，晾一会加几点香醋即可。

附：食用宜忌

一般人均可食用，尤其是高血压、高胆固醇或高血脂的人更宜食用。而乳腺癌患者不适合吃胡麻籽；口服避孕药的女性也不适合吃胡麻籽。

紫苏籽

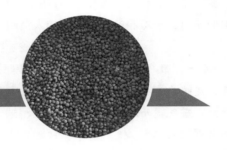

一、简介

紫苏籽为紫苏的果实，俗称苏子。紫苏（*Perilla frutescens*），又名荏、苏、白苏等，有紫苏和白苏之分，紫苏多为药用，白苏既可食用也可榨油，目前以白苏种植为多。紫苏主要分布于东南亚、中国的台湾、江西、湖南等中南部地区及辽宁铁岭、内蒙古呼伦贝尔市莫力达瓦达斡尔族自治旗和喜马拉雅地区，以及日本、缅甸、朝鲜半岛、印度、尼泊尔。

二、营养成分

每100克紫苏籽含蛋白质3.84克，脂肪1.3克，膳食纤维3.49～6.96克，钾522毫克，磷65.6毫克，镁70.4毫克，钠4.24毫克，铁20.7毫克，钙217毫克，锌1.21毫克，铜0.34毫克，锰1.25毫克，硒3.24～4.23微克，维生素B_1 0.02毫克，维生素B_2 0.35毫克，维生素C 55～68毫克，胡萝卜素7.94～9.09毫克，维生素B_3 1.3毫克。

紫苏籽出油率高达45%，油中含亚麻酸62.73%、亚油酸15.43%、油酸12.01%，赖氨酸、甲硫氨酸的含量均高于高蛋白植物籽粒苋。此外还有谷维素、维生素E、维生素B_1、固醇、磷脂等。

三、药用功效

性味： 辛，温。

归经： 入肺、大肠经。

功效： 下气，消痰，润肺，宽肠。用于咳逆、痰喘、气滞、便秘等。

陶弘景： 苏子，主下气，与橘皮相宜同疗也。

《本草纲目》： 治风顺气，利膈宽肠，解鱼蟹毒。

《药品化义》：苏子主降，味辛气香主散，降而且散，故专利郁痰。咳逆则气升，喘急则肺胀，以此下气定喘。隔热则痰壅，痰结则闷痛，以此豁痰散结。

《本草述》：每言苏子下气之功胜于叶者。盖叶、茎、子俱能和气，但叶则和而散，茎则和而通，子乃和而降，用者其细审之。

《本草汇》：苏子，散气甚捷，最能清利上下诸气，定喘痰有功，并能通二便，除风寒湿痹。若气虚而胸满者，不可用也，或同补剂兼施亦可。

《本经逢原》：诸香皆燥，惟苏子独润，为虚劳咳嗽之专药。性能下气，故胸膈不利者宜之，橘红同为除喘定嗽、消痰顺气之良剂。

《医林纂要》：苏子功用略同紫苏茎叶，能润心舒肺，下气消痰，除咳定喘，利膈宽肠，温中止痛。凡用于用仁，皆有润意，辛尤润。肺过敛，则气上而不行，辛泻肺，则敛者开而气顺矣。凡下气者，言顺气也，气顺则隔利，宽肠亦以其润而降也。

《名医别录》：主下气，除寒中。

《药性论》：主上气咳逆。治冷气及腰脚中湿风结气。

《日华子本草》：主调中，益五脏，下气，止霍乱、呕吐、反胃，补虚劳，肥健人，利大小便，破结，消五隔，止嗽，润心胸，消痰气。

《本草衍义》：治肺气喘急。

《本草通玄》：治蛇犬伤。

四、养生价值

（1）降血压　据有关研究发现，紫苏籽含有丰富的 α -亚麻酸，含量在目前发现的所有天然植物油中位居前列。α -亚麻酸在人体中转化成有助于代谢的生命活性因子DHA和EPA，这对血管的压力减轻帮助很大，尤其适合于老年人食用。

（2）提高记忆力　紫苏籽中含有的 α -亚麻酸，是一种人体无法合成的脂肪酸，人类只能从外界获取。已有研究证实，缺乏DHA会对婴幼儿的大脑发育极为不利。而只有 α -亚麻酸可以在体内合成DHA来满足大脑发育需求。另外，还可以帮助老年人预防阿尔茨海默病，增强记忆力。

（3）帮助消化　紫苏籽因为油性成分含量高，对肠胃的润滑作用强烈，能明显改善消化系统。

（4）降胆固醇　紫苏籽含有丰富的脂肪和维生素B，如果坚持食用，可以帮助降低人体的胆固醇。

五、食用方法

● 苏籽粉

苏籽粉可以直接食用，也可以添加在日常食用的主食里面，如蒸馒头的时候可以添加，也可以放在每天喝的汤里面。

（1）取约50克紫苏籽，放入干锅中（不放油），小火加热翻炒。

（2）炒约6~8分钟，待闻到香气逐渐浓郁即可。

（3）晾凉后放入搅拌机的研磨杯中

打成粉。

（4）打好的粉放入干燥的容器中密封好，放入冰箱保存，尽快食用，不宜久存。

- **苏籽盐饼**

原料：面粉300克，紫苏籽、黑芝麻、盐、调和油适量。

做法：

（1）紫苏籽放入锅中，小火炒熟。

（2）炒好的紫苏籽加入熟黑芝麻用擀面杖捣碎。

（3）面粉中加入开水，搅拌成絮状，和成光滑面团，醒30分钟。

（4）面板上抹适量油防粘，将面团分割成5个小面团。

（5）将其中一个小面团擀薄，均匀撒上捣碎的紫苏籽和熟黑芝麻，再撒适量盐。

（6）将面皮卷起成长条状，缠成圆形，将其按扁。

（7）平底锅放少量油，放入饼，煎至两面金黄即成。

- **苏籽烤饼**

原料：紫苏籽、面粉、蛋黄、食用油。

做法：

（1）准备紫苏籽，用擀面杖擀压碎。

（2）放入面粉，放入食用油，和成光滑油面团。

（3）切割成4个小面团，擀成长舌状，左右叠起，反复做两次，醒10分钟。

（4）擀成小饼状，烤盘刷一层油，放入饼，刷一层蛋黄液。

（5）放入烤箱，中层，25分钟即可。

附：食用宜忌

《**本经逢原**》：性主疏泄，气虚久嗽、阴虚喘逆、脾虚便滑者皆不可用。

（1）紫苏籽与鲫鱼一起食用后容易生毒疮。

（2）长期服用紫苏籽，脾胃虚寒者会出现滑泄症状，患有气虚、阴虚者忌食用紫苏。

（3）紫苏籽属于辛温之品，凡有风热感冒（症见发热重、畏寒重、汗出、口渴等），尤其是热重者忌服；气弱表虚，倦怠无力、经常感冒、发热有汗者也不宜食用。

（4）紫苏籽不能食用过多，因紫苏含有大量草酸，草酸在人体内遇上钙和锌便生成草酸钙和草酸锌，在人体沉积过多会损伤人体的神经、消化系统和造血能力。

油菜籽

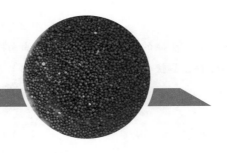

一、简介

油菜籽（*Brassica napus* L.）又名芸苔子，是十字花科芸苔属作物油菜的种子。油菜的类型分为白菜型、芥菜型和甘蓝型。不同类型的油菜其油脂含量略有不同。油菜是中国的主要油料作物和蜜源作物之一，油菜籽是浸制油脂原料的主要品种之一。

油菜栽培遍及中国，分为冬油菜和春油菜两种。其种植面积占中国油料作物总面积的40%以上，产量占中国油料总产量的30%以上，居世界首位。

二、营养成分

每100克菜籽油含热量3763千焦，脂肪99.9克，维生素E（T）60.89毫克，维生素α-E 10.81毫克，维生素（$\beta-\gamma$）-E 38.21毫克，维生素δ-E 11.87毫克，钾2毫克，磷9毫克，镁3毫克，钠7毫克，铁3.7毫克，钙9毫克，锌0.54毫克，铜0.18毫克，锰0.11毫克。

三、药用功效

性味：性温，味辛、甘。
归经：入肝、脾、肺经。

功效：行滞活血，消肿解毒。用于润燥杀虫、散火丹、消肿毒等。

《食物本草》：敷头，令发长黑。行滞血，破冷气，消肿散结。治产难，产后心腹诸疾，赤丹热肿，金疮血痔。

《天工开物》：凡油供馔食用者……芸苔子次之。

《本草纲目》：炒过榨油，黄色，燃灯甚明，食之不及麻油。近人因油利，种植亦广云。

中医认为，菜籽油味甘、辛，性温；能润燥杀虫、散火丹、消肿毒，临床用于蛔虫性及食物性肠梗阻，效果较好。

四、养生价值

油菜籽不能直接食用，一般是加工成菜籽油后食用。

（1）软化血管，延缓衰老　人体对菜籽油的吸收率很高，可达99%。因此它所含的亚油酸等不饱和脂肪酸和维生素E等营养成分能很好地被机体吸收，可以一定程度上软化血管，延缓衰老。

（2）有利于大脑发育　由于榨油的原料是植物的种实，菜籽油含有一定的磷脂，对血管、神经、大脑的发育十分重要。

（3）提高人体免疫力　双低菜籽油气味香醇，营养丰富，其对人体有益的油酸及亚油酸含量居各种植物油之冠，能呵护心脑血管疾病患者的身体健康，保护中老年人血管通畅。同时富含多种人体必需营养素，具有抗衰老、抗突变、提高人体免疫力等作用。

（4）预防动脉硬化　欧美科学家的最新研究表明，经常食用优质菜籽油，不仅有利于降低血液胆固醇、改善血脂水平、预防动脉硬化、降低心血管疾病发病率和延缓衰老，而且还有利于血管、神经及大脑的发育，婴儿和青少年的益智健脑。

（5）消炎杀菌解毒　菜籽油是一种既能消炎杀菌又能解毒的食物，不仅能凉血排毒和促进皮肤细胞再生，还能缓解风疹、湿疹或者皮肤瘙痒等病症。

五、食用方法 | ★★★

菜籽油与其他食用油一样，都可以炒菜或煮菜，并且适合油炸各种食品，用菜籽油炸出的食品，色泽金黄，口感香脆，特别好吃。不过天然的菜籽油含有很浓的青气味，不适合调制凉拌菜，但经高温加热并加入香料处理之后，青气味会变淡，这时再用菜籽油调制凉菜也特别好吃。

附：食用宜忌

（1）冠心病、高血压患者应当注意少吃菜籽油。

（2）菜籽油有一定的保质期，放置时间太久不要食用。

（3）因为菜籽油有一些青气味，所以不适合直接用于凉拌菜。

（4）高温加热后的油勿反复使用。

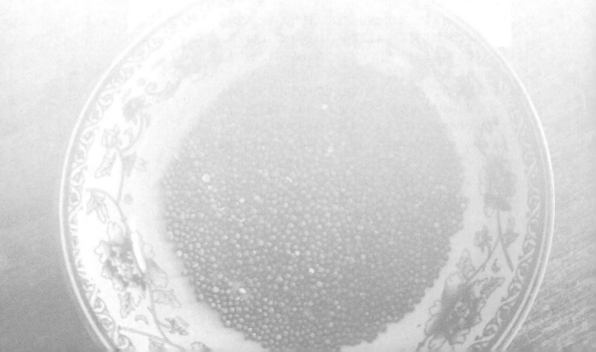

参考文献

［1］石晶明. 五谷杂粮养生速查全书［M］. 北京：中国轻工业出版社，2014.

［2］张俊莉. 五谷杂粮治百病［M］. 西安：西安交通大学出版社，2013.

［3］张晔，左小霞. 养生五谷大全［M］. 北京：中国轻工业出版社，2012.

［4］田建华，易磊. 五谷杂粮养生宝典［M］. 上海：上海科学技术文献出版社，2012.

［5］于净. 五谷杂粮养生粥［M］. 北京：电子工业出版社，2013.

［6］张瑞文. 五谷杂粮养生宝典［M］. 汕头：汕头大学出版社，2005.

［7］美食生活工作室. 喝粥更长寿——健康五谷养生粥［M］. 青岛：青岛出版社，2014.

［8］杨玲，曹军. 舌尖上的五谷杂粮养生排行榜速查全书［M］. 南京：江苏凤凰科学技术出版社有限公司，2015.

［9］葛静. 五谷杂粮养生一本全［M］. 天津：天津科技出版社，2013.

［10］张元素，郑洪新. 医学启源［M］. 北京：中国中医药出版社，2007.

［11］萧步丹. 岭南采药录［M］. 广州：广东科技出版社，2009.

［12］顾观光. 神农本草经（本经）［M］. 哈尔滨：哈尔滨出版社，2007.

［13］严西亭. 得配本草释义［M］. 太原：山西科学技术出版社，2009.

［14］唐颐. 食物本草［M］. 西安：陕西师范大学出版社，2010.

［15］李炳文，高锦凌. 本草纲目彩图版［M］. 天津：天津古籍出版社，2006.

［16］陈士铎. 本草新编［M］. 北京：中国中医药出版社，2008.

［17］黄宫绣. 本草求真［M］. 北京：中国中医药出版社，1997.

［18］李绩，苏敬. 唐本草［M］. 北京：群联出版社，1955.

［19］陈藏器. 本草拾遗［M］. 北京：人民卫生出版社，1955.

［20］陶弘景. 名医别录（别录）［M］. 北京：人民卫生出版社，1986.

［21］忽思慧. 饮膳正要［M］. 北京：中国中医药出版社，2009.

［22］兰茂. 滇南本草［M］. 昆明：云南人民出版社，1959.

［23］汪绂. 医林纂要探源［M］. 南京：江苏书局，1897.

［24］吴仪洛. 本草从新［M］. 上海：上海启新书局，1921.

［25］寇宗奭. 本草衍义［M］. 北京：商务印书馆，1957.

［26］吴越. 日华子本草［M］. 合肥：安徽科技出版社，2005.

［27］掌禹锡. 嘉祐本草复本［M］. 北京：中国古籍出版社，2009.

［28］甄权. 药性论［M］. 合肥：安徽科技出版社，2006.

［29］雷传桃. 五谷杂粮最养生［J］. 科学养生，2014（5）:18.

［30］崔小午. 其实，五谷最养生［J］. 健身科学，2013，33（1）:20-21.

［31］黄佩佩. 五谷杂粮营养粉食品的研究［D］. 四川：西华大学，2013.

［32］张海峰. 五谷杂粮吃出来的健康［J］.《学术理论》，2010. 3.